AF590285

DU CHARLATANISME

EN MÉDECINE ET EN PHARMACIE.

BOURG, IMPRIMERIE DE MILLIET-BOTTIER.

DU CHARLATANISME

EN MÉDECINE ET EN PHARMACIE

DURANT LA PÉRIODE MOYENNE DU DIX-NEUVIÈME SIÈCLE.

Par le Dr E. Ebrard,

Lauréat de la Société d'Encouragement pour l'industrie nationale, de l'Académie de Rouen, de la Société Académique de St-Quentin et de la Société de Vaccine, mentionné honorablement par l'Académie impériale de Médecine de Paris, membre de la Société de biologie, de l'Académie du Gard, etc.

Ex-médecin de l'hospice de la Charité de Bourg.

Extrait d'un ouvrage inédit
auquel la Société impériale de Médecine de Lyon a décerné
une médaille d'or,
et imprimé par décision de la Société impériale d'Emulation de l'Ain
dans le Journal publié sous ses auspices.

Castigat ridendo mores

BOURG,

CHEZ FRANCISQUE MARTIN-BOTTIER, LIBRAIRE.

LYON,

CHEZ SAVY, LIBRAIRE, PLACE BELLECOUR.

1858.

DU CHARLATANISME

EN MÉDECINE ET EN PHARMACIE

DURANT LA PÉRIODE MOYENNE DU 19e SIÈCLE.

INTRODUCTION.

Jamais à aucune époque le charlatanisme n'a eu plus vigoureuse sève, plus luxuriante végétation; jamais il n'a été plus en vogue. Nul doute qu'il ne soit très-productif. Aux gens à cœur honnête, il semble qu'il devrait s'arrêter devant le lit de celui qui souffre, car un remède sans efficacité, ou donné mal à propos, peut laisser à la maladie le temps de devenir plus grave ou augmenter directement son intensité; il peut de l'une ou l'autre manière prolonger les souffrances et parfois même amener la mort. Les charlatans ne sont pas gens si scrupuleux. Que leur importe comment leur bourse s'emplit, pourvu qu'elle s'emplisse ! Que leur importe la douleur ou la mort de leurs semblables ! Nulle crédulité n'est plus largement exploitée par eux que celle des malades.

Une pharmacie étale plusieurs séries de bocaux vides, mais portant des inscriptions latines; un médecin cherche à se créer une réputation par la publication d'ouvrages, pâles

1

imitations de ceux de ses devanciers; il donne dans les journaux de la localité des conseils d'hygiène; à l'entendre parler, il sauve par son habileté d'un péril imminent tous ses malades sans exception; sa nombreuse clientèle ne lui laisse pas un moment, et il ne saurait assister à un concert, à une soirée sans qu'on vienne plusieurs fois le réclamer, etc. Charlatanisme anodin, auquel je donnerai à peine un sourire.

Le charlatanisme que je veux fustiger, c'est le charlatanisme ignare, cupide et déhonté, qui vit des souffrances des malades comme certains insectes suceurs vivent de notre sang. Ce charlatanisme je le mettrai sur la sellette, qu'il s'agisse de consultations gratuites ou par correspondance, de pharmacies maisons de confiance, de médecine chimique, d'aliments et de remèdes brevetés, de médecins nomades, d'homœopathie ou de somnambulisme, etc.

Mes critiques ne s'adresseront nullement, que l'on ne s'y trompe pas, à la profession médicale ou pharmaceutique, mais seulement à des individus peu nombreux que le corps honorable des médecins et des pharmaciens répudie et flétrit. Mes appréciations ont d'ailleurs pour base des faits et des documents authentiques; ainsi, celles relatives aux aliments et aux remèdes brevetés, préconisés par le charlatanisme, sont empruntés pour la plupart à des rapports écrits par des illustrations de la science, par MM. Boudet, Payen, Soubeiran, Chevalier, membres de l'Académie de médecine et professeurs de l'Ecole de pharmacie.

Cet aperçu des actes, gestes et ruses du charlatanisme médical et pharmaceutique pendant la période moyenne du

19e siècle, est en réalité très-sérieux, quoique sa forme semble légère ; à des faits curieux parfois, il joint des considérations qui peuvent avoir quelque utilité pratique. Tel a été peut-être l'avis de la Société impériale d'Emulation de l'Ain lorsqu'elle en a décidé l'impression dans le Journal publié sous son patronage (1).

Loin de moi la prétention d'avoir exposé toutes les ruses, tous les procédés du charlatanisme ; bon Dieu ! j'aurais eu trop à faire. Le peu que j'en ai dit suffira cependant, je l'espère, pour faire reconnaître celle de ses œuvres dont je n'ai pas parlé, et même ses œuvres à venir. Les charlatans, en effet, se copient les uns les autres, et les nouveautés du charlatanisme sont, comme celles de la mode, empruntées presque toujours aux choses oubliées du passé.

Un genre de crédulité, autre que la confiance aux charlatans, est encore pour les malades un obstacle à leur guérison, c'est leur penchant à faire usage de remèdes populaires, c'est leur répugnance à se servir de plusieurs des remèdes ordonnés par les médecins, etc. J'ai consacré quelques pages à combattre ceux de ces préjugés qui sont les plus répandus et les plus nuisibles.

(1) Je dois dire que cet opuscule a été augmenté de plusieurs parties après avoir été lu à la Société d'Emulation.

CHAPITRE PREMIER.

Des charlatans d'autrefois et des charlatans d'aujourd'hui. — Désintéressement des charlatans ; des consultations gratuites et de celles payables après guérison. — De la médecine chimique et des consultations par correspondance. — De la confiance à donner aux pharmacies s'intitulant maisons de confiance. — Un mot sur les annonces.

Autrefois les charlatans endossaient un habit rouge à galons d'or, se coiffaient d'un chapeau à panache, montaient dans une calèche en compagnie d'une clarinette, d'un trombone, et surtout d'une grosse caisse portant le costume polonais ou turc, et allaient débiter sur les places publiques un élixir propre à guérir tous les maux. Une brassée de béquilles censées devenues inutiles à leurs possesseurs habituels, des flacons remplis d'énormes vers intestinaux pris à la boucherie et déclarés rendus par des malades, parfois des compères guéris à la minute au grand ébahissement de l'assistance, venaient en aide à leurs mirobolantes racontances pour attester l'efficacité du remède à vendre.

Aujourd'hui les charlatans à habits galonnés ont disparu des places publiques. Le charlatanisme n'est pas mort, tant s'en faut. Il porte maintenant habit noir, et en changeant d'habit, il a changé d'allure et de moyens de publicité. Les affiches, les annonces et les réclames dans les journaux ont remplacé la clarinette, la grosse caisse et les discours en plein vent. Le progrès est manifeste. Aussi véridiques que leurs harangues, les affiches et les annonces des charlatans promettent également monts et merveilles. A voir la quatrième page des journaux, on s'étonne vraiment que l'homme continue à mourir. Ne lit-on pas là sous toutes espèces de formes : « Plus de maladies incurables ! guérison en huit, cinq et même (chaque annonce renchérissant sur celle qui la précède) en trois, en deux jours, des maladies les plus invétérées ! »

Les charlatans d'autrefois étaient tous gens philanthropes, parcourant le monde par pure charité ; ils ne vendaient pas leur élixir :

Demandez, demandez, c'est le seul, c'est l'unique ;
Vous me direz : Combien ce fameux spécifique ?
Combien, cent ducats ? Non, Messieurs ;
Vingt ducats ? Non, Messieurs ;
Non, vraiment, je le donne,
Le voilà, je le donne (1).

Ils le donnaient par amour de l'humanité ; à une condition pourtant, c'était qu'on leur achèterait une pommade ou un onguent qu'ils avaient soin de vendre cinq ou six fois au-dessus de la valeur des deux objets réunis. Les charlatans actuels sont tout aussi désintéressés. Les journaux n'annoncent-ils pas chaque jour des consultations gratuites ? Ah ! que l'on se garde des consultations gratuites annoncées à la quatrième page des journaux. Elles coûtent cher de tous points. Les médecins qui les offrent donnent, il est vrai, gratuitement leurs conseils, mais en retour ils vendent une masse de remèdes insignifiants que l'on paye bel et bien à un prix très-élevé. Avez-vous la bourse bien garnie, elle sera bientôt épuisée, car vous ne pouvez imaginer quelle quantité de drogues de toutes sortes vous avalerez, que vous en ayez besoin ou non. Ne faut-il pas qu'ils retrouvent sur la vente

(1) Le charlatan Fontanorose dans l'opéra du *Philtre*.

des remèdes, d'abord le prix de leurs conseils, puis celui de leurs annonces et réclames à un, deux ou trois francs la ligne.

La plupart des charlatans donnant des consultations gratuites ne vendent pas eux-mêmes leurs remèdes, mais ils écrivent leurs ordonnances de telle sorte qu'elles ne peuvent être comprises et exécutées que par des pharmaciens d'accord avec eux et leur faisant une remise considérable. C'est de la même manière que les charlatans déclarant ne se faire payer qu'après guérison réalisent des bénéfices. S'ils n'avaient d'autre paiement que celui opéré par les malades guéris par eux, il est fort probable qu'ils ne recueilleraient pas même le montant de leurs annonces.

Qui n'a pas entendu parler de la *médecine chimique* du docteur Rey de Jouglas, lequel a cru, comme tant d'autres charlatans, devoir ajouter à un nom de famille trop peu sonore celui de son village. Le docteur Rey de Jouglas inonda la France de prospectus commençant en ces termes : « Au moyen de longues et pénibles études, je crois avoir enfin deviné la véritable application de la chimie à la médecine, et trouvé à chaque maladie le traitement le plus sûr et le plus prompt. »

Il finissait par ces mots : « On traite par correspondance et on ne prend rien qu'après guérison. »

Les malades dont le rétablissement ne marchait pas au gré de leur désir, soit que leur maladie fût incurable, soit que sa durée fût un résultat de leur négligence, étaient nécessairement frappés par de telles promesses. Que risquaient-ils, puisqu'ils n'auraient à payer qu'après guérison? Ils écrivaient donc au docteur Rey de Jouglas, et au bout de quelques jours ils recevaient la lettre suivante :

« En réponse à votre lettre, je peux vous assurer que j'ai guéri un grand nombre de maladies semblables à la vôtre; je ne peux donc douter de votre guérison; mais les médicaments que j'emploie étant d'une difficile confection ne peuvent être préparés qu'à Paris et par un pharmacien en ayant l'habitude.

« Veuillez m'envoyer 16 francs par la poste et vous recevrez des médicaments pour seize jours, et au bout d'une semaine vous ne pourrez plus douter de leur efficacité tellement vous éprouverez de soulagement. »

Or, plusieurs malades d'un même pays, n'ayant non seulement éprouvé aucun soulagement, mais s'étant aperçus qu'on leur avait envoyé à tous des instructions et des médicaments parfaitement semblables, quoiqu'ils fussent affectés de maladies de nature différente, soupçonnèrent qu'ils avaient été victimes d'un fripon et portèrent plainte. La justice partagea leur avis et traduisit le docteur Rey en police correctionnelle. Il résulta des débats, ce qui prouve le succès sinon de la médecine chimique, du moins celle des circulaires du docteur Rey, que celui-ci avait reçu en trois mois, par mandats sur la poste, la somme énorme de 95,000 francs. Les experts chimistes déclarèrent que les drogues si difficiles à préparer, envoyées aux malades, étaient insignifiantes et les mêmes pour tous.

Le docteur Rey fut condamné à treize mois de prison. Les malades sont donc privés depuis quelque temps des puissants effets de la médecine chimique; mais qu'ils se consolent, elle est trop productive pour tarder à ressusciter. N'ont-ils pas, en attendant, une foule de ressources semblables, telles que les chaines, les colliers et les buses magnétiques, les cataplasmes électriques, les armatures métalliques, le tissu électro-magnétique; le traitement par le docteur Charles Albert, lequel est mort depuis quatorze ans, mais dont le nom ne figure pas moins sur les annonces, traitement procurant une guérison prompte, radicale et peu coûteuse; les consultations par correspondance du prince Alaton; les pharmacies maisons de confiance avec consultations gratuites; les consultations non gratuites, tant s'en faut, des somnambules. Qu'ils lisent les annonces des traitements dont je viens de parler et autres à la quatrième page des grands et petits journaux, le *Charivari* y compris; qu'ils prennent bien l'adresse, selon la recommandation habituelle, et qu'ils affranchissent.

Les pharmacies qui, s'intitulant maisons de confiance, mettent en vente un des remèdes dits dépurateurs ou régénérateurs du sang, etc., méritent encore moins la confiance, si cela est possible, que les cabinets de consultations gratuites. N'ayant pas étudié la médecine, n'ayant pas appris à connaître les maladies, les pharmaciens qui tiennent ces maisons sont non seulement incapables, lors même qu'on leur supposerait quelque probité, de guider les malades dans le choix des remèdes, dans la manière de les employer, mais encore ils ont intérêt à vendre très-cher, sans s'inquiéter de leur efficacité, les médicaments qui leur coûtent le moins, ceux dont les propriétaires, quand ce sont des remèdes brevetés, leur font la remise la plus forte. Les frais considérables qu'entraînent nécessairement des affiches placardées sur les murs des villes, sur ceux du moindre village, le coût des annonces continuellement renouvelées dans plusieurs journaux, donnent à présumer combien de gains plus ou moins honnêtes ils doivent réaliser pour avoir intérêt à continuer une pareille industrie.

Un procès ayant eu lieu entre une office de publicité, maison de commission pour les annonces, et un oculiste allemand, résidant il y a quelque temps à Paris, le sieur Wiesékè, a révélé que les articles de journaux où l'on faisait un éloge pompeux du talent et de l'habileté merveilleuse de ce dernier lui avaient coûté, en trois ans, deux cent soixante-neuf mille francs. Deux cent soixante-neuf mille francs payés par un seul charlatan! Jugez quelle subvention énorme la presse reçoit du charlatanisme médical et comprenez pourquoi elle le traite en enfant gâté; pourquoi elle lui prodigue les tartines élogieuses.

Les journaux qui s'attribuent la mission de répandre la lumière et de combattre l'erreur sont cependant les aides, j'ai failli dire les complices, les plus dévoués du charlatanisme. Ce sont eux qui sonnent de la trompette (1).

Il est d'ailleurs tel charlatan qui publie à lui seul un journal, un journal de médecine. Il a ainsi la faculté de se louer et de louer ses remèdes à son aise. Il ne s'en fait pas faute. Cela présente encore un avantage; les éloges qu'il s'est donnés étant reproduits dans les journaux politiques sous le couvert d'un journal de médecine inspirent par là plus de confiance.

(1) Je reconnais qu'un journaliste ne saurait être garant de la vérité des annonces qu'il publie; comment, en effet, un rédacteur étranger à la science médicale pourrait-il apprécier celles relatives aux remèdes? C'est au public à se tenir sur ses gardes. Mes reproches s'adressent principalement aux réclames, annonces déguisées, intercalées dans le milieu du journal.

CHAPITRE II.

Des remèdes nouveaux. — De l'Ervalenta, de la Revalenta, de l'Esaine, du Palamoud des Turcs, du Racahout sans odeur, de la Revalescière... et autres aliments brevetés.

La veine la plus riche, exploitée par les charlatans, est celle des remèdes brevetés, remèdes qu'ils prétendent avoir inventés, et n'ayant pourtant rien de nouveau que le nom. Les ouvrages de médecine et de pharmacie renferment plus de trente mille formules ou recettes dont l'immense majorité n'est plus employée. Pourquoi ? Parce que l'expérience médicale en a prouvé le peu d'efficacité. Les charlatans prennent une de ces vieilles recettes, y opèrent un changement quelconque ; donnent au remède un nom tiré du grec ou du latin, un nom qui sonne bien, le renferment dans une boîte ou dans un flacon d'une forme peu employée, prennent un brevet d'invention s. g. d. g. (soit sans garantie du gouvernement), et débitent leur marchandise à un prix très-élevé, à force de réclames, d'annonces et d'affiches.

Lors d'un voyage que je fis à Paris avec un ancien camarade d'études, exerçant actuellement la médecine à la campagne, nous allâmes un jour dans un de ces restaurants où les noms d'un grand nombre de mets sont inscrits sur une longue pancarte. Mon confrère était gourmand, chose assez ordinaire, dit-on, parmi les médecins ; il se faisait une fête de déguster plusieurs aliments dont le nom qui lui était encore inconnu faisait travailler son imagination ; son désappointement fut grand. « Ton restaurateur, me dit-il après dégustation, est comme les charlatans en médecine dont les remèdes ne sont nouveaux que par le nom. Ma vieille servante se sert des mêmes apprêts. Un autre nom forme toute la différence, et un nom barroque ne sert guère à rendre une sauce meilleure. »

Cette histoire est encore celle de plusieurs substances alimentaires brevetées, préconisées et recommandées aux malades par les journaux.

Dans ces dernières années, les personnes souffrant d'une constipation habituelle, virent avec joie annoncer un aliment, récemment importé en France des contrées lointaines et ayant la propriété de guérir cette incommodité. Cet aliment n'était autre chose, hélas ! que de la farine de lentille, mise en vogue par un industriel sous le nom d'*erva-lenta*, dénomination tirée des deux mots latins, *ervum-lens*, qui servent à désigner la lentille. Heureuse innovation ! Si la farine de lentille, en effet, avait continué à s'appeler tout bonnement farine de lentilles, aurait-elle eu la moindre valeur aux yeux du public ? Aurait-elle pu être vendue quatre, cinq ou huit fois au-dessus de son prix ordinaire ? Un autre industriel, ayant reconnu quelle était la nature de l'*erva-lenta*, et sachant que le premier spéculateur avait fait fortune, se mit lui-même à la publier et à la vendre en l'appelant *revalenta Arabica*, c'est-à-dire farine de lentilles d'Arabie, pays dont ce légume est originaire. Sont venues ensuite l'*ervalenta perfectionnée*, l'*ervalenta concentrée*, puis l'*ervalenta double*. Comment la farine de lentilles peut-elle être double ? Je n'en sais rien ; ce dont je ne doute pas c'est que l'inscription du mot double sur l'enveloppe n'ait eu pour résultat de doubler les bénéfices du vendeur déjà très-passables. Enfin un pharmacien des environs de Lyon vient encore de mettre au jour un mélange de farines de lentilles, d'orge, etc., sous le nom d'*Esaine*, par allusion sans doute au fameux plat de lentilles vendu si cher par Jacob à son frère Esaü. On ne peut nier que ce nom ne promette beaucoup. Aujourd'hui paraît à l'horizon la *revalescière*.

Mais les déguisements et les transformations de la farine de lentilles ne sont pas à comparer aux métamorphoses que subit journellement la fécule de pommes de terre. Qui n'a lu dans les journaux un éloge pompeux de l'*arow-root*, du *salep de Perse*, du *racahout sans odeur des Arabes*, du *palamoud des Turcs* (aliment aussi inconnu des Turcs, soit dit en passant, que le précédent l'est en Arabie), du *solanta* ou *semoule d'igname*, du *trésor de l'estomac*, etc., etc.? Tous ces aliments sont cependant composés de fécules n'ayant pas d'autres propriété que la fécule de pommes de terre. La plupart de ceux que l'on trouve dans le commerce, pour ne pas dire tous, ont même été fabriqués avec cette fécule, mélangée avec de la farine de maïs, de pois, etc. Si, trompés par un nom sonore, par les prospectus, par l'élévation des prix (deux, trois, quatre et jusqu'à huit francs le demi-kilogramme au lieu de cinquante centimes), vous regardiez ces substances alimentaires comme plus nutritives et plus fortifiantes que les aliments ordinaires; si, affaiblis par l'âge ou par une maladie, vous en faisiez usage dans l'espérance d'augmenter vos forces, de hâter le rétablissement de votre santé, vous verriez au contraire votre état de faiblesse augmenter ou se prolonger par suite du peu d'éléments fortifiants qu'elles fournissent à la nutrition. C'est pour cette raison que j'ai cru devoir vous prévenir contre elles.

Un chimiste éminent, M. Payen, a calculé que pour fournir à l'estomac les éléments nutritifs contenus dans un kilogramme de pain, il faudrait prendre pour huit francs du *palamoud des Turcs* ou d'*ervalenta*, pour seize francs de *racahout des Arabes* ou de *revalenta concentrée*, etc.

Revenons à la *revalescière*, une mention plus ample lui est due. Elle vient d'être mise en vente sous le patronage de Barry, de Londres, très-probablement le même industriel à qui nous devons la *revalenta Arabica*.

« Cette délicieuse farine préserve, disent les annonces, les heureuses peuplades de l'Afrique occidentale des maux les plus terribles de l'humanité. Importé à Londres, il y a dix ans, son usage a fait baisser le chiffre officiel des décès à 1,200, tandis que celui des naissances s'est élevé à 1,800 par semaine! soit un gain de 50 pour 0/0.

« Elle vaut mieux pour les enfants (je reproduis le texte des annonces) que le lait maternel; elle déracine les maladies à tout âge. Elle a opéré, tant en Europe qu'en Amérique, d'innombrables guérisons. » C'est ainsi que les prospectus citent: « sous le n° 48,721, celle du maréchal de division Zalaskowski; sous le n° 52,084, celle du maréchal de cour, comte de Pluskow.... sans parler de milliers d'autres gens haut placés dont M. du Barry envoie copie des certificats, gratis, sur demande. » C'est, ma foi, grande obligeance, si l'on considère le nombre énorme de ces certificats, plus de 52,084, témoin le n° d'ordre de celui du maréchal de Pluskow.

« Le prix d'un demi-kilogramme est de 7 francs. La qualité doublement concentrée se vend 14 francs le kilogr., 58 francs les 6 kilogr. Eviter les contrefaçons empoisonneuses. »

Au mois de mars 1858, des annonces de la *revalescière*, contenant une colonne et demie à deux colonnes, ont figuré dans presque tous les journaux de France. La France, qui se glorifie d'être à la tête de la civilisation, contient-elle donc assez de sots pour qu'un goddam, un Anglais sans vergogne, n'ait point à se repentir d'avoir fait faire des annonces et des réclames si absurdes et surtout si coûteuses?

CHAPITRE III.

Des panacées ou des remèdes guérissant toute espèce de maladies. — Inconvénients de l'emploi, sans l'avis du médecin, de plusieurs remèdes brevetés ayant une efficacité réelle. — Inexactitude des prospectus.

Des charlatans, afin de faire connaître et de vendre leurs remèdes, répandent des prospectus sous forme de brochures, de notices, d'annonces ou d'almanachs. Dans ces publications, ils attribuent toutes les maladies à une seule cause, cause dont leur drogue peut seule, c'est bien entendu, détruire ou prévenir les effets. En résumé, leurs conclusions, c'est le refrain du discours, mis en chanson, du charlatan dans l'opéra du *Philtre*.

Prenez, prenez mon élixir,
De tout il peut guérir,
La paralysie
Et l'apoplexie
Et la pleurésie
Et tous les tourments,
Jusqu'à la folie
Et le mal de dents.
Prenez, prenez mon élixir.

Un charlatan veut-il, par exemple, débiter un purgatif, il s'efforce de prouver que toutes les maladies proviennent d'une surabondance d'humeurs, que par conséquent toute la médecine consiste à se purger, à se purger souvent, et, comme je n'ai pas besoin de le dire, avec le purgatif de son invention. Les personnes malades qui se servent de ces purgatifs, soit des *poudres d'Aillaud*, du *vomi-purgatif de Leroy*, des *pilules de*

Dehaut et de Morisson, de l'*élixir toni-purgatif du docteur Guillié*, des *grains de santé de Londres*, etc., rendent nécessairement par les selles une grande quantité de matières liquides. Elles en sont enchantées. Ne sachant pas qu'un purgatif quelconque détermine des selles abondantes chez les personnes les mieux portantes, elles s'imaginent qu'elles avaient réellement trop d'humeur; elles se purgent de nouveau et si souvent qu'elles se donnent une dyssenterie mortelle.

Le remède prôné par tel ou tel charlatan n'est pas seulement propre à guérir tous les malades sans exception, quelle que soit leur maladie, mais encore son usage est utile, indispensable même aux gens qui se portent bien. En doutez-vous, lisez le prospectus (page 5) des *grains de santé*. « Ce remède, fruit des combinaisons et des mélanges les plus savamment combinés, purge et rafraîchit, guérit toutes sortes de maladies, est bon à toutes sortes de malades, bon même à ceux qui sont en parfaite santé. » Ah! si ces messieurs les vendeurs de remèdes brevetés le pouvaient, il ne serait permis ni de passer de vie à trépas, ni même de vivre, sans l'usage de leurs drogues. Si tout le monde y avait recours, quels bénéfices!

Les remèdes brevetés qui sont à l'adresse d'une seule maladie, d'une seule souffrance, comme le *sirop de digitale de Labélonie* contre les palpitations de cœur, les *pilules anti-goutteuses de Lartigue*, le *sirop de Lamouroux*, la *pâte de Regnault*, celle de *nafé* et les *pralines sédatives*, tous remèdes contre la toux, le *fumigateur pectoral d'Espic* contre l'asthme, etc., sont moins défectueux sans aucun doute que les panacées ou remèdes à tous maux; ils sont moins susceptibles d'entraîner des erreurs et de graves accidents. Soyez persuadés pourtant qu'ils remplissent rarement, sauf lorsqu'ils sont ordonnés par un médecin, le but que l'on a en vue.

La même maladie, la même incommodité peut dépendre de causes toutes différentes. Les palpitations du cœur, pour en citer un exemple, ne peuvent-elles pas provenir de la surabondance du sang ou de son appauvrissement, d'une surexcitation nerveuse, d'une inflammation, de l'hypertrophie ou d'une atrophie du cœur, d'une maladie des poumons, être de nature rhumatismale ou syphilitique, etc. Serait-il raisonnable de penser que le même remède dût réussir dans des cas si dissemblables?

En outre, le plus ou moins d'ancienneté d'une maladie et ses complications, sa marche plus ou moins rapide, les dispositions différentes des malades, un estomac délicat ou robuste, la jeunesse ou un âge avancé, le genre de vie actif ou sédentaire, doivent essentiellement faire varier l'opportunité, la dose et le mode d'administration d'un médicament. Les médications les mieux entendues ne réussissent pas, disons-le encore, sans un régime convenable relativement aux boissons, aux aliments.... Comment ceux qui font usage de remèdes, sans être guidés par un médecin, connaîtraient-ils ces diverses indications?

Aussi les remèdes brevetés et autres dont on fait usage par foi en un prospectus n'ont-ils le plus souvent, alors même qu'ils semblent réussir dans les premiers moments, que des effets nuls ou peu durables? Leur action est loin même d'être toujours innocente. Voyez les *grains de santé* dits *du docteur Frank* dont les malades se servent le plus souvent pour rendre leurs selles plus faciles! Ces pilules, dont l'invention a été faussement attribuée au Dr Frank, premier médecin de la cour d'Autriche (1), présentent en apparence un des remèdes les plus inoffensifs; elles sont cependant susceptibles de grands inconvénients. Sont-elles employées rarement et en petit nombre, elles agissent d'abord au gré des malades, mais le gros intestin s'accoutumant bientôt à leur action et à leur aide, devient si paresseux, qu'ils ne peuvent plus aller à la selle sans leur secours, sans une augmentation dans la dose, et

(1) Le privilége attaché à ce remède était accordé quand la fraude a été reconnue. Il n'a pas été annulé.

employées de cette manière elles ne tardent pas à déterminer des hémorroïdes, des fistules à l'anus, des inflammations du tube digestif.

Les charlatans pérorant sur la place, commencent souvent leur harangue par une violente critique des *charlatans qui abusent de la confiance publique*, critique suivie de leur éloge particulier. Un pharmacien qui, imitant cette méthode habile, fait lui-même le procès des drogues de ses confrères pour faire place à la sienne, apprécie ainsi, appréciation d'ailleurs très-juste, plusieurs purgatifs brevetés : « Les purgatifs, dit-il dans le *Courrier de Lyon* du 1er juin 1856, qui sont vendus sous la forme de grains, de pilules, d'élixirs.... et dont la formule est secrète, sont composés de gomme gutte, de jalaps; ils produisent de l'irritation dans l'estomac et les intestins; ils sont souvent la cause première des maladies les plus graves. Aussi les médecins n'ordonnent-ils maintenant.... » Suit la désignation de son purgatif. Vaut-il mieux que les autres? J'en doute.

Oserai-je le dire? Parfois il est imprudent pour les médecins eux-mêmes d'employer certains remèdes brevetés; de là la répugnance de quelques-uns à en permettre l'usage aux malades, même sous leur direction. Ils n'en connaissent, en effet, la composition que d'après les prospectus, et ceux-ci sont loin d'être exacts. Une analyse chimique de plusieurs bouteilles du *sirop végétal dépuratif*, soit du *rob Boyveau-Laffecteur*, lequel était donné comme uniquement formé de substances végétales, a fait connaître que ce médicament renfermait du deuto-chlorure de mercure ou sublimé corrosif. Bien plus, la quantité de ce sel métallique variait dans chaque bouteille. Par contre, le *tissu électro-magnétique* de M. Cabirol, préparation constituée selon les prospectus par un enduit de gutta percha saupoudré de poudre impalpable de cuivre et de zinc, a été reconnu dépourvu entièrement de ces deux dernières substances. Certes! leur poudre ne pouvait être plus impalpable. *Ab uno disce omnes.*

CHAPITRE IV.

Valeur des certificats attestant l'efficacité de certains remèdes brevetés. — Des effigies de médailles qui figurent sur les prospectus. — Abus auxquels donne lieu l'approbation accordée par l'Académie impériale de Médecine à quelques remèdes. — Des biscuits du docteur Olivier et autres remèdes dits dépuratifs ou régénérateurs du sang.

Les prospectus qui signalent les qualités de chaque remède breveté sont ordinairement accompagnés d'attestations d'efficacité; ce sont le plus souvent des certificats achetés à prix d'argent, ou des certificats de complaisance, ou bien encore, des certificats faux, c'est-à-dire portant la signature de gens qui ne s'en doutent guère.

En 1855, un membre de l'Académie impériale de Médecine de Paris, ayant été chargé de faire un rapport à cette Société sur les *chaînes galvano-électriques* de Golberger, patentées par l'empereur d'Autriche, autorisées, dit le prospectus qui est couvert d'armoiries, par les gouvernements de Saxe, de Belgique, de Bavière, recommandées — à beau mentir qui vient de loin — par l'Académie de Médecine de Vienne, etc., a déclaré que le vendeur, breveté pour la France, de ce prétendu moyen de guérison, lui avait offert la somme de 300 francs pour en attester l'efficacité. « C'était, lui disait naïvement le vendeur, le prix dont il avait coutume de payer les certificats des gens haut placés. »

Des certificats de complaisance sont parfois revêtus de la signature de célébrités médicales; mais pesez-en les termes et vous en reconnaîtrez la vanité. Dans neuf de ces certificats sur dix, le médecin se borne à peu près à dire qu'*il a obtenu de bons effets* du remède en question ; mais ces paroles et d'autres équivalentes ne signifient nullement que *ce remède soit supérieur aux autres*. Voici, par exemple, le prospectus d'un remède pectoral, au sujet duquel des professeurs de la Faculté de Médecine et des médecins des hôpitaux de Paris attestent, savoir :

Les uns, « qu'ils ont retiré de son administration des effets salutaires ; »

D'autres, « que ce remède est adoucissant ; »

Ceux-ci, « qu'il leur a paru être d'un emploi utile ; »

Ceux-là, « que son usage leur a paru pouvoir être avantageux ; »

et autres variantes. Or, les mêmes attestations ne pourraient-elles pas tout aussi bien être accordées à cent substances médicinales déjà connues et se trouvant sous la main de tous, telles que les fleurs de violette ou de bourrache, les fleurs, feuilles et racines de mauve, guimauve, etc. ? Ne pourraient-elles pas l'être à l'eau tiède ? Quelques certificats sont plus explicites, mais les attestations élogieuses de médecins à pharmaciens me rappellent naturellement, sauf de rares exceptions, un vieil axiome dont la citation est opportune ici si elle l'est quelque part : « Passez-moi la rhubarbe et je vous passerai le séné. »

Les prospectus du vendeur breveté des *bandages à pelottes anatomiques*, produisent avec une date toute récente un certificat portant la signature d'un médecin mort il y a sept ans. Faire parler les morts est chose habituelle parmi les charlatans ; un démenti n'est pas à craindre.

A propos des *bandages à pelottes anatomiques*, qu'il me soit permis de relater un de ces tours que la science joue parfois, pour me servir des expressions du Dr Joulin, aux béotiens prenant la liberté de batifoler avec elle. L'épithète *anatomique* vient des mots grecs : ανα signifiant *à travers* et τεμνω signifiant *je coupe*. Le vendeur des *bandages à pelottes anatomiques* a-t-il donc voulu dire qu'elles coupent à travers? Ce serait là une précieuse recommandation.

Les industriels spéculant sur les remèdes brevetés manquent rarement d'aller frapper aux portes des Académies ou des Sociétés de médecine. Ils savent tirer avantage de l'intervention de ces corps scientifiques, dans le cas même où leurs décisions leur sont défavorables. Ne parviennent-ils pas à pouvoir mentionner leur remède comme *approuvé par l'Académie*, ils tournent la difficulté en disant qu'il a été *soumis à l'examen de l'Académie*, phrase faisant présumer qu'il a été publié avec son approbation? Ils étalent sur leurs annonces en lettres capitales, comme un de leurs titres les plus solides à la confiance publique, les mots : RAPPORT A L'ACADÉMIE DE MÉDECINE, lors même que le rapport adopté par ce corps savant n'a sanctionné aucune de leurs prétentions (M. Diday).

Il en est qui font étalage dans leurs prospectus de médailles décernées par des Sociétés savantes. Combien peu de ces médailles prouvent réellement l'efficacité d'un remède !

Une pâte pectorale, *la pâte de Georgé*, se pare d'une médaille, de deux médailles délivrées par l'Académie de l'Industrie de Paris. Qu'est-ce à dire! Les remèdes sont-ils chose regardant cette Académie? C'est donc ici affaire d'industrie et non de médecine.

L'industrialisme, au reste, ne prend pas d'ordinaire tant de précautions. Les médailles, il se les donne lui-même; des médailles d'or, bien entendu, cela ne lui coûte pas davantage. Ses étiquettes, ses annonces, ses prospectus, sont donc couverts de dessins de médailles? D'où viennent-elles? Il n'en est dit mot. Mais qu'importe? Le bon public n'y regarde pas de si près. Le doyen des charlatans actuels en a fait frapper une magnifique dont il décore chaque dépositaire de son *Rob*,

Les remèdes brevetés ayant été approuvés par l'Académie

impériale de Médecine de Paris, c'est-à-dire par le premier corps médical de la France et peut-être du monde, ne sont pas pour cela, employés sans le conseil d'un médecin, d'un usage beaucoup plus sûr. La vérité de cette assertion est facile à prouver, et, après explication, nul ne la contestera. L'approbation de l'Académie, en effet, n'a été donnée qu'en vue d'une seule propriété, tandis que les vendeurs de ces remèdes les vantent dans des annonces comme propres à guérir une foule de maladies. Citons *les biscuits dépuratifs du docteur Olivier,* drogue pitoyable, à mon avis, à laquelle une récompense de vingt-quatre mille francs a été accordée par l'Académie impériale de Médecine de Paris, sur les conclusions d'un rapport qu'une voix ayant plus d'autorité que la mienne a caractérisé selon son mérite. « Il n'est si docte assemblée qui ne faillisse quelquefois, a dit à propos de ces biscuits un honorable membre de cette Académie, M. Soubeiran. Le jour où l'Académie donnait une approbation à ce remède, elle oubliait sa propre considération et les intérêts de la santé publique (1). » Les biscuits Olivier sont dits dans des annonces, propres à guérir toutes les maladies désignées vulgairement sous le nom de secrètes, sans distinction d'espèces, de variétés, de périodes, tandis que leur efficacité n'est réelle que dans un petit nombre.

Les maladies dites secrètes ne sont pas toutes de même nature. Elles présentent des variétés et des formes très-différentes. Telle variété demande l'emploi de tel remède, du mercure par exemple ; telle ou telle autre variété n'est guérissable que par tel ou tel autre médicament. Le mode de médication à employer varie encore selon les phases de la

(1) Une approbation donnée par l'Académie de Médecine de Bruxelles au *rob Boyveau-Laffecteur* fut retirée en la séance suivante. Le vendeur de ce remède n'en fait pas moins figurer longuement la première décision dans ses prospectus, sans tenir compte de celle postérieure l'ayant mise à néant. Bien plus, voulant pour ainsi dire en prendre possession *per fas et nefas*, il a fait frapper une médaille commémorative.

maladie. Lisez cependant les annonces des *capsules de Mothès* (approuvées par l'Académie impériale de Médecine), des *capsules de Raquin* (ayant reçu la même approbation); des *dragées de copahine*, à l'auteur desquelles l'Académie a voté des remercîments; des *capsules de Mathey*, des *capsules à l'iodure de fer de Guy*, des *pralines de cubèbe*, du *sirop de Chabb*, du *rob Boyveau*, de l'*essence dépurative de salsepareille*, du *sirop végétal et concentré de salsepareille*, du *sirop régénérateur du sang*, de l'*élixir de salsepareille et de séné*, etc., etc., etc., vous verrez que chacune de ces compositions est signalée comme propre à guérir d'une manière prompte, radicale et infaillible, toutes les maladies secrètes récentes ou anciennes.

Je ne conteste pas que chacun de ces médicaments ne puisse guérir telle ou telle forme, telle ou telle variété des maladies secrètes; c'est à raison de cette propriété curative réelle mais limitée, que plusieurs ont été approuvés par l'Académie de Médecine; seulement il est certain qu'ils ne sauraient convenir à toutes ces maladies. Il est certain que les malades ayant recours à l'un d'eux sans être guidés dans leur choix par un médecin éclairé et consciencieux, ne sont pas plus assurés, bien que cela réussisse quelquefois, de tomber sur le remède propre à les guérir, qu'ils le seraient en prenant un billet de loterie d'avoir le numéro gagnant.

Mais qu'importe aux vendeurs de remèdes brevetés que leurs drogues guérissent ou restent sans effet? Ce qu'ils veulent, c'est uniquement d'en vendre le plus possible. Qu'importe aux charlatans, redirai-je, que de pauvres malheureux traînent une vie misérable dans la douleur, dans les transes de l'inquiétude? Sans cœur comme sans probité, les charlatans ne voient dans les souffrances de leurs semblables qu'une mine à exploiter.

Une partie des malades, venant frapper aux portes des hospices spéciaux, se sont adressés tout d'abord, craignant par honte ou par économie de consulter un docteur en médecine, dupes des annonces ou des affiches, à des charlatans, ou à des pharmaciens peu consciencieux ou ignorants (les pharmaciens ne sauraient avoir des connaissances suffisantes en médecine); ils ont demandé leur guérison à l'emploi des remèdes brevetés. Les remèdes qui leur ont été vendus ne convenaient pas à leur maladie, elle a continuellement augmenté et les a réduits à un état qui fait peur et pitié.

Les malades faisant d'eux-mêmes usage des remèdes brevetés, ne courent pas seulement le risque de voir leur maladie persister, faire des progrès, ils sont encore exposés aux accidents qui peuvent être produits par ces remèdes pris mal à propos et sans précaution; ils y sont d'autant plus exposés qu'ils ignorent les soins et le régime dont leur emploi doit être accompagné. Comment sauraient-ils quand il convient d'en suspendre ou d'en cesser l'usage? Les *capsules de copahu*, les *dragées de copahine*, les *pralines de cubèbe*, amènent fréquemment l'inflammation de l'estomac et des intestins; le traitement mercuriel n'est il pas souvent accompagné, non seulement de l'inflammation de l'estomac, mais encore de celle des gencives, de la salivation, etc.? Et que l'on ne croie pas se soustraire aux dangers attachés à l'emploi des préparations mercurielles en suivant les traitements dits végétaux sur les annonces. La plupart de ces remèdes renferment l'un des composés mercuriels les plus énergiques, le sublimé corrosif.

En ce moment, j'ai là devant moi, car je la vois par le souvenir, une jeune femme malade, à la figure pâle, amaigrie, aux yeux éteints, aux traits étirés, aux lèvres gonflées et pendantes, d'où coule continuellement une salive visqueuse et fétide. Cette jeune femme, ayant été infectée par un nourrisson étranger, acheta un remède breveté, c'étaient les biscuits dépuratifs du Dr Olivier. Quelques jours après, elle sentit des aphtes, puis des ulcérations dans la bouche; attribuant à sa maladie ces symptômes qui étaient les effets du mercure contenu dans les biscuits, elle continua encore ce médicament pendant quelque temps. Les accidents mercuriels firent des progrès rapides; les ulcérations de la bouche augmentèrent d'étendue; les glandes qui sécrètent la salive se tuméfièrent. Mes soins, lorsque j'eus été appelé auprès d'elle, ne purent que bien lentement la rétablir.

Ceux qui spéculent sur la vente de certains remèdes brevetés ne savent pas, je le crois sincèrement, le mal qu'ils font. Sans cela, ils s'effrayeraient du compte qu'ils auront à rendre un jour dans l'éternité.

Quand un médecin prescrit des médicaments énergiques et pouvant entraîner quelque accident, il en dirige, il en surveille l'administration; il la fait cesser à propos; tout au moins, il indique au malade, s'il n'est pas sûr de le revoir, à quels signes il reconnaîtra l'utilité ou la nécessité d'en arrêter l'emploi. De cette manière, les médicaments n'ont que de bons effets. Les malades, au contraire, qui se traitant en cachette, en dehors de conseils éclairés, emploient des remèdes d'une puissance dangereuse, remèdes brevetés ou non brevetés, tiennent rarement compte des signes précurseurs qui annoncent l'apparition d'accidents graves; ils sont victimes de leur ignorance.

Dans plusieurs maladies, plus particulièrement dans celles dont il a été principalement question dans ce chapitre, il est souvent prudent, pour obtenir une guérison entière et radicale, d'employer les médicaments quelque temps encore après que les malades ont cessé de souffrir. Eh bien! parmi les malades qui font usage, sans guide, des divers remèdes nécessaires, les uns continuent à s'en servir alors que cela n'est plus utile, et s'exposent ainsi sans nécessité aux accidents possibles; les autres cessent l'emploi des remèdes dès l'apparition des symptômes extérieurs, mais leur guérison n'est qu'apparente; leur organisation, à la suite de plusieurs variétés de cette sorte de maladie, reste altérée; et plus tard, après des mois, des années d'une sécurité trompeuse, sépulcres blanchis, ils voient le mal reparaître sous les formes les plus variées. Ils sont atteints d'ulcérations au gosier, à l'intérieur du nez; leurs cheveux tombent; leur peau se couvre de boutons croûteux; leurs articulations se tuméfient, etc. Leurs enfants, quand ils se marient, viennent souvent au monde avec le germe de maladies semblables, ou sont continuellement chétifs et souffreteux.

Combien ces maladies, terrible châtiment dont les soins les plus éclairés de la médecine sont parfois impuissants à conjurer les atteintes, devraient inspirer davantage de crainte. N'est-ce donc pas assez des maux que l'on ne saurait prévoir, sans aller s'exposer, par la violation des lois de Dieu, des lois morales, à une source de souffrances?

CHAPITRE V.

Origine de la réputation des remèdes brevetés et secrets. — Du prix élevé de ces remèdes. — De la cherté apparente des pharmaciens. - Encore un mot sur les annonces et les remèdes brevetés.

La composition exacte d'un remède, ayant été breveté, ne peut, d'après la législation actuelle, être tenue secrète que pendant quinze ans; après ce laps de temps, elle est rendue publique par le gouvernement et sa fabrication rentre dans le droit commun. Eh bien ! l'on a remarqué que tous les remèdes brevetés, même ceux qui ont joui de la plus grande vogue, tombent dans le discrédit, dès le moment que leur inventeur, cessant d'en avoir le monopole, n'a plus intérêt à payer des réclames et des annonces. C'est pourquoi, un malade témoignant à son médecin le désir de faire usage d'un remède dont le brevet allait expirer, celui-ci lui répondit : « Hâtez-vous, pendant qu'il guérit encore. » Les médicaments les plus puissants entre ceux nouvellement découverts, le sulfate de quinine, l'iode, l'iodure de potassium, l'iodure de fer, le seigle ergoté, n'ont jamais été brevetés.

Louis XVI, ayant acheté la formule ou recette de plusieurs remèdes secrets qui étaient en grande vogue, ces remèdes perdirent leur réputation et cessèrent d'être employés dès le moment que l'on ne fut plus obligé, leur composition ayant été rendue publique, de les acheter au poids de l'or. De ce nombre est la poudre de Mme Stéphens contre la gravelle, médicament dont le principal élément était la coquille d'escargots calcinée et pulvérisée.

Les médicaments brevetés sont d'ailleurs, de même que les aliments, vendus avec le privilége d'un brevet, d'un prix très-élevé. Citerai-je les *biscuits du docteur Olivier* qui coûtent douze ou dix francs la boîte et n'ont pas une valeur intrinsèque de trente centimes. Ils sont composés simplement d'une pâte de froment renfermant quelques grains de sublimé corrosif. Les *pilules anti-goutteuses de Lartigue* qui se vendaient également dix francs ne renferment pas des matières premières pour une somme beaucoup plus élevée. Le remède *vomito-purgatif de Leroy* se compose de jalap et d'émétique en solution dans du vin blanc; un pharmacien qui le préparerait sur ordonnance d'un médecin, le vendrait, en faisant un bénéfice très-raisonnable, un franc à un franc cinquante centimes au plus; il coûte six francs. L'*injection du docteur Brou de Lorière* se vend cinq francs, nul doute qu'un pharmacien ne trouverait ample bénéfice à vendre une préparation analogue au prix de soixante ou soixante-quinze centimes.

Le seul mérite particulier des médicaments brevetés, vendus sous les noms de *capsules*...., de *perles*...., de *pralines*...., de *dragées*..., de *bonbons*.... et autres noms qui affriandent, c'est d'être renfermées en une enveloppe de gélatine ou de gluten; ou bien, d'être recouverts d'une couche de sucre. Ces enveloppes, il est vrai, ont pour quelques-uns l'avantage de faciliter leur administration, en les empêchant d'être désagréables au goût, en prévenant la répugnance des malades délicats, mais les inventeurs de ces remèdes en conservent le monopole par un brevet et ne les livrent qu'à un prix très-élevé au-dessus de leur valeur intrinsèque. Il en résulte que les pharmaciens ne pouvant les préparer, sont obligés de les vendre au prix qui leur est fixé, et par conséquent à haut prix. C'est aux malades peu aisés à vaincre leur répugnance et à ne pas se soucier d'une différence de forme qui ajoute rarement, en résumé, à l'efficacité des médicaments.

J'ai souvent entendu des plaintes sur la cherté des médica

ments. Cette cherté est regrettable pour les personnes qui n'ont pas de l'aisance, mais elle ne doit point être reprochée aux pharmaciens, car ils sont bien loin d'être payés comme en bonne justice ils devraient l'être. Il est peu de profession exigeant plus de savoir, c'est-à-dire d'études plus longues et plus coûteuses; il n'en est point entraînant une plus grande responsabilité.

Avant d'être reçu pharmacien, il faut, par dix années d'études, avoir acquis le grade de bachelier ès-sciences; passer six à huit ans dans les écoles de pharmacie ou les officines, payer des frais d'examen et de diplôme. Le diplôme obtenu, un pharmacien est obligé de se pourvoir de tous les médicaments indiqués par le Codex; ne sont-ils pas employés, la plupart s'altèrent et il est obligé de les renouveler, car une commission d'inspection visite une ou deux fois par an les officines. Un pharmacien, ou une personne de sa maison, a-t-il le malheur de mal lire les ordonnances d'un médecin, lecture que la plupart des médecins ne s'efforcent guère de rendre facile, prend-il un médicament pour un autre, l'emploie-t-il à une dose différente, il est passible de peines correctionnelles et de dommages-intérêts considérables? On recourt à ses services à toute heure, le jour comme la nuit, et pour les achats les plus minimes (1).

Les remèdes devraient être livrés aux malades, c'est aussi mon avis, au prix coûtant; mais pour cela, il faudrait que les pharmaciens fussent des fonctionnaires publics dont les honoraires fixes seraient soldés par le gouvernement. Alors seulement le traitement des malades sera peu onéreux, en même temps que les pharmaciens, hommes de savoir et des plus méritants, seront payés et honorés selon leurs services et leur mérite.

(1) Les achats de nuit, pour lesquels on réveille le pharmacien, consistent le plus souvent en 125 grammes de farine de moutarde noire, du prix de 20 centimes. Pareille visite ne devrait-elle pas être taxée en dehors du prix du médicament?

Les annonces des remèdes brevetés fourniraient, au besoin, une riche moisson de remarques curieuses. Ce sont souvent de petits chefs-d'œuvre de ruse et de savoir-faire.

Quelques-unes commencent par un ou deux mots propres à frapper vivement l'attention. Je citerai celle-ci qui est bien connue :

« 30,000 *francs de récompense* à celui qui prouvera que l'*eau de Lob perfectionnée* ne fait pas repousser les cheveux sur les têtes chauves, même les plus âgées. »

En général, elles renferment des phrases pittoresques, des mots nouveaux à apparence scientifique, parfois même des mots à dessein inintelligibles, et destinés par cela même à faire d'autant plus d'effet. A des prétentions en désaccord complet avec la science, sont mêlées des vérités incontestables qui parent le dessus du sac; enfin elles cherchent à captiver la confiance en affichant des sentiments de bienveillance pour la pauvre humanité souffrante.

Voulez-vous avoir une idée de la vérité de toutes ces annonces? comparez-les entre elles. Il n'est pas rare de voir en un même jour, dans le même journal et touchant la même maladie, trois, quatre, cinq annonces de remèdes différents, étant chacun, au dire du vendeur, le seul bon, le seul véritable, le seul employé par les médecins. Aussi n'oublient-elles pas de recommander de vérifier les cachets, de se mettre en garde contre les contrefaçons. Cette recommandation a double but; on ne contrefait que les choses ayant du succès, et puis si un de ces remèdes ne guérit pas, le malade devra croire qu'il a eu affaire à une contrefaçon.

Me voici arrivé à la partie la moins importante et la moins sérieuse de l'histoire des remèdes brevetés. Le charlatanisme qui spécule sur les maladies exploite aussi les infirmités de la vieillesse; il ne se lasse pas de tirer des billets à vue sur la crédulité des gens à tête chauve, à cheveux blancs. Il n'est pas de grand journal qui ne signale chaque jour, outre l'*eau de Lob* dont j'ai déjà parlé, une foule d'élixirs, de pommades comme propres « à empêcher la chute des cheveux et leur *blanchiment*, et à les régénérer promptement, les têtes fussent-chauves depuis de longues années. »

Chacune de ces pommades ou de ces eaux est également, au dire des annonces, comme vous l'avez vu pour les remèdes précédemment cités, d'une supériorité reconnue, la seule qui mérite la confiance. Citons-en quelques-unes; ce sont :

1° « L'*eau parachute des cheveux*, découverte *incomparable* par sa vertu, de Chalmain.

2° « L'*acétone* de Mme Chappe, somnambule, *en comparaison de laquelle les moyens employés jusqu'à ce jour sont nuls.*

3° « La *pommade de Dupuytren et Perkins*, *la seule* employée avec succès.

4° « L'*eau du Phénix*, *la seule* qui mérite la confiance. Se méfier des contrefacteurs.

5° « *Parfumerie électrique (électrodermes et diacomes)*, application des savants travaux du docteur Laurentius, dont l'Académie des Sciences a signalé l'importance (j'avoue à ma honte ne pas les connaître). Elle rappelle la vie dans les moindres duvets des têtes chauves. Elle *seule* atteint la racine des cheveux. »

Il faut encore ajouter à ces élixirs et pommades, l'eau d'Oborg, la miellinc, l'eau philocéphale, la vitaline, et surtout les peignes magnétiques, galvaniques, électriques, etc.

Que les gens à tête chauve, à cheveux blancs, soient déçus dans leur folle espérance de voir leur chevelure se régénérer ou reprendre sa couleur première, cela est à peu près indifférent; leur santé ne souffre pas de l'emploi inutile de ces remèdes. Aussi, les aurai-je passés sous silence si la forme semblable de ces annonces et des promesses des charlatans, qu'il s'agisse des maladies de toute sorte ou d'infirmités aussi évidemment incurables que la calvitie et la décoloration des cheveux chez les gens âgés, ne tendait à démontrer que dans l'un et l'autre cas leur véracité est la même.

CHAPITRE VI.

Des médecins nomades. — Manière ingénieuse de se parer des plumes du paon. — Le vol au cataplasme. — Comment se fait-il que des charlatans acquièrent de la renommée?

Des médecins nomades parcourent la province et s'abattent pendant quelques jours dans chaque ville en véritables oiseaux de passage. Médecins inconnus là où ils font leur résidence, ils parviennent, en se parant des plumes du paon, à se couvrir de titres nombreux. Leur procédé est assez ingénieux; une annonce que je vais copier textuellement en donnera idée. Elle porte en tête :

M. LE DOCTEUR X....
ex-élève de Broussais,
ancien médecin en chef et premier professeur du Val-de-Grâce,
membre de l'Académie de Médecine, etc.

La disposition de cette annonce, dont une partie, les mots *ex-élève de Broussais*, est écrite en lettres microscopiques, donne à entendre que les titres de *médecin en chef et de premier professeur du Val-de-Grâce* et les suivants appartiennent au sieur X....; détrompez-vous, ce sont ceux de Broussais dont le sieur X.... se dit l'élève, avantage réel, mais qu'il a partagé avec des milliers d'étudiants.

Ce même procédé est employé dans les annonces de quelques pharmacies. Aujourd'hui encore j'en lisais une ainsi conçue :

SIROP CONCENTRÉ DE SÉNÉ ET DE SALSEPAREILLE,
extrait du codex,
approuvé par l'Académie de Médecine de Paris, publié par l'ordre exprès du gouvernement.

Qu'est-ce donc qui est approuvé par l'Académie et publié par l'ordre exprès du gouvernement? Le sirop, pensez-vous sans doute. Non pas vraiment, mais le Codex où la formule de ce sirop se trouve inscrite en compagnie de trois à quatre mille autres recettes.

Les médecins de passage se font adresser dans les journaux, publient dans les prospectus qu'ils distribuent des lettres de remercîment et de reconnaissance supposées écrites par des malades qui ont été guéris miraculeusement par leurs remèdes *après avoir été abandonnés par tous les médecins.* Elles sont datées de toutes les parties de la France, si ce n'est des lieux rapprochés de ceux où ils sont de passage; allez aux informations (ils savent bien que le plus grand nombre des personnes n'aura pas cette prudence) et vous apprendrez que les malades les remerciant de leur guérison sont morts ou n'ont jamais existé.

Sur dix médecins nomades, ou inventeurs de remèdes brevetés, neuf s'intitulent *professeurs de médecine;* en quelle école? C'est ce qu'ils ne disent pas, et pour bonne raison. D'autres prennent le titre de médecins de la cour de....., de quelque roi perdu au fond de l'Allemagne. Autrefois les charlatans de places publiques n'étaient-ils pas tous médecins du dey d'Alger, ou bien des empereurs de Maroc, du Brésil ou du Japon?

Les médecins ou charlatans de passage ne sont bien souvent que des escrocs. Dans le courant de 1857, de longues affiches, ornées d'un œil magnifique en effigie, annonçaient aux habitants de Bourg (Ain), l'arrivée et le séjour en l'un de ses principaux hôtels d'un médecin oculiste célèbre qui, au moyen d'un procédé nouveau dont l'efficacité avait été reconnue par l'Académie de Médecine, guérissait les maladies jusque là réputées incurables. Ses consultations étaient gratuites pour les gens peu aisés. Un pauvre ouvrier, afin de citer une de ses dupes, étant allé le trouver pour une amaurose commençante, l'oculiste lui promit qu'il serait guéri en un mois par l'usage de lunettes électriques de son invention; seulement ces lunettes, lesquelles étaient entourées d'une espèce de grillage en fil métallique, coûtaient cent francs. — C'est beaucoup d'argent, lui dit l'ouvrier, je serais obligé d'emprunter. — Qu'importe, répliqua l'oculiste, le prix du travail que vous ferez étant guéri vous permettra bientôt de rembourser; le travail, c'est de l'argent. — Oui, mais si je ne guérissais pas? — Qu'à cela ne tienne; vous me rendriez mes lunettes et je vous rembourserai les cent francs. La famille et les amis se cotisèrent; mais quand le malade revint au bout d'un mois non guéri et rapportant les lunettes électriques, l'oculiste était parti, emportant les cent francs et ceux de mainte personne de ma connaissance, appartenant aux classes éclairées, qui tut sa déconvenue;

Jurant, mais un peu tard, qu'on ne l'y prendrait plus.

Des guérisseurs nomades courent aussi les campagnes, sans tambours ni affiches, en quête des malades ou des dupes.

A Lescheroux (Ain), le 19 février 1858, vers le soir, un individu frappe à la porte du cultivateur Giroud, pour lui demander le chemin d'un village voisin où il a, dit-il, un malade à voir. Giroud avait en ce moment une entorse au pied, il veut profiter de cette heureuse occasion et demande à ce médecin, qui lui était inconnu, s'il peut le guérir.

— Comment donc? volontiers. Attendez un moment.

Le médecin va dans un pré voisin, en rapporte des herbes, compose un cataplasme qu'il applique sur la jambe de Giroud, et lui recommande en se retirant de n'en parler à personne.

Trois jours après Giroud le voit revenir.

— Le remède n'a pas opéré, dit le guérisseur au malade, je le sais; je vous avais dit de ne pas parler et vous avez parlé.

— C'est vrai, répond Giroud, c'est ma faute; mais ne pourrait-on refaire le remède?

— Il en faut un autre. Avez-vous de l'argent?

— Non, je n'ai que de l'or.

— Faute d'argent, cela pourra suffire, si vous avez une bague en or bénite et du tabac.

Giroud fait emprunter à une voisine sa bague de mariage, la confie à l'Esculape avec quinze pièces de vingt francs. Celui-ci les met entre deux linges avec le tabac et des herbes, et applique ce remède d'un nouveau genre sur la jambe malade. Son travail achevé, il fait honneur au souper qu'il s'était fait préparer et va se coucher, après avoir prié qu'on le réveillât à quatre heures.

A quatre heures du matin il avait disparu, et Giroud, en levant l'appareil, reconnaît que les pièces d'or et la bague de la voisine avaient fait de même. Elles avaient suivi le même chemin.

L'auteur de cette escroquerie, laquelle je proposerais d'appeler *le vol au cataplasme*, était déjà poursuivi vainement pour plusieurs faits du même genre.

Comment se fait-il que certains charlatans aient une grande renommée? Quand un malade a guéri, après avoir pris un remède conseillé par un charlatan, on le dit et on le redit; on en fait grand bruit; on a raison, car c'est chose peu ordinaire. Dix, cent malades sont-ils au contraire guéris par un médecin, on n'en dit mot, c'est en effet chose de chaque jour. De plus, combien peu de gens ont assez d'instruction pour apprécier à sa valeur le verbiage ampoulé des charlatans, pour reconnaître leurs ruses. Un médecin instruit, mais peu occupé, avait l'ennui de voir de son cabinet solitaire une foule de clients se presser à la porte d'un charlatan fameux qui était venu s'établir depuis peu de temps dans un hôtel en face de sa maison. Le hasard l'ayant mis en rapport avec lui, il reconnut en l'heureux voisin auquel il portait envie, un ancien infirmier d'hôpital. Il lui demanda le secret de son succès. Le charlatan, connaissant assez son ancien maître pour être sûr de sa discrétion, le conduisit vers une fenêtre : « Combien, lui dit-il, passe-t-il de gens dans cette rue pendant une heure? — Que sais-je, lui répondit le médecin surpris de pareille question; peut-être deux cents. — Et sur ce chiffre, poursuivit le charlatan, quel est à votre avis le nombre des gens un peu éclairés? — Ma foi, dit le docteur, c'est beaucoup si j'oserais affirmer qu'il s'en trouve deux. — Eh bien donc, reprit à son tour le malin charlatan, la réponse à votre demande est trouvée ; ces deux hommes de bon sens vont chez vous, le reste vient chez moi. »

Supposez, j'y consens, que les personnes éclairées soient plus nombreuses, le soient dix fois, vingt fois plus, la part des charlatans est encore assez grande.

Les charlatans mettent d'ailleurs en usage des moyens de toute sorte pour *attirer la pratique*. L'un d'eux étant arrivé à Lyon, les crieurs publics, les affiches promettaient le lendemain vingt-cinq napoléons à la personne qui ramènerait à l'hôtel de Provence (le premier hôtel de la ville) au Dr X...., médecin de la cour de Saxe, une levrette par lui perdue. L'animal ne fut pas ramené ; — il n'avait jamais existé, — mais des malades, concevant une haute idée d'un médecin dont le chien valait vingt-cinq louis, s'empressèrent d'aller le consulter. Ai-je besoin de dire qu'ils payèrent ses conseils d'autant plus cher qu'il les donna par pure obligeance. Comment, au reste, offrir de l'argent à un homme qui a ses mains pleines d'or.

Parmi les annonces par voie indirecte, une des plus usitées est la mise en vente, au moyen de réclames et d'affiches, de traités de médecine *mis à la portée des gens du monde, guides pratiques des malades, suivis des moyens de se traiter soi-même*, ouvrages toujours à leur huitième ou douzième édition, avec l'adresse de l'auteur, l'indication de l'heure de ses consultations et l'avis qu'il traite par correspondance. Avis contradictoire ; si l'ouvrage est un guide suffisant pour se guérir soi-même, pourquoi indiquer les consultations de l'auteur?

CHAPITRE VII.

Des somnambules.

Passons à un autre genre de charlatans, les magnétiseurs et les somnambules. Je dirai tout d'abord qu'en m'exprimant en ces termes, je n'entends pas parler des personnes qui étudient les phénomènes du magnétisme dans un but humanitaire ou scientifique, mais de celles qui, reproduisant frauduleusement ces phénomènes, font de cette imitation métier et marchandise.

Quoi de plus bizarre, de plus déraisonnable que les rêves! Vous avez entendu des gens parler pendant leur sommeil: quelles paroles plus incohérentes que celles qu'ils prononcent! Cependant une personne qui est endormie par un magnétiseur deviendrait aussitôt, au dire de ceux qui exploitent le somnambulisme artificiel, étonnante de raison, de science, de clairvoyance. Elle devinerait ou verrait, ayant les yeux bandés, tout ce qu'on lui présente; elle verrait à l'intérieur du corps de l'homme l'état de ses organes; elle connaîtrait mieux qu'un médecin, lors même qu'à l'état de veille elle serait plus ignorante qu'une gardeuse de troupeaux, les médicaments devant guérir chaque malade. La voilà donnant des consultations bien payées, ma foi, et qui ne lui coûtent guère, car jamais on acquit science en moins de temps et à moindres frais. A quoi bon, vraiment, avoir passé des années, les plus belles années de la vie, courbés sur les livres, dans des lieux aussi peu agréables que les écoles de médecine, les amphithéâtres et les hôpitaux!

Les médecins de notre temps ne sont pas en général gens

très-crédules; en fait de phénomènes, ils aiment voir, voir avec les yeux, ce qui s'appelle voir, et toucher du doigt. Ils nient donc, et ce n'est pas tout-à-fait sans raison, la clairvoyance des somnambules; ils soutiennent que ceux-ci voient, lorsqu'ils ont les yeux couverts d'un bandeau, comme les enfants jouant au colin-maillard, en regardant en dessous et en bas. Toujours est-il certain que l'Académie de Médecine de Paris a promis un prix de trois mille francs au somnambule qui reconnaîtrait un objet quelconque, renfermé dans une boîte ou recouvert seulement d'une feuille de papier, et qu'aucun n'a encore pu y parvenir. Aucun même, à l'exception de la renommée Mlle Pigeaire qui a complètement échoué, n'a essayé. Trois mille francs! cela vaut pourtant la peine d'un effort, lorsqu'on monte sur les tréteaux pour quelques francs, et une feuille de papier est bien plus mince que notre peau et nos tissus.

Les somnambules ont aussi la prétention de voir les trésors cachés dans la terre. Aucun fait, je veux parler de fait authentique, n'est venu la confirmer. Pardon, je me trompe, en voici un tout récent dont l'exactitude ne sera pas contestée: le château du Mont-Jalu, en Normandie, possède, selon une croyance populaire, un trésor qui y aurait été laissé par les Anglais lors de leur expulsion de la France, au 14e siècle. Un M. Fay eut la sagesse, avant de faire des fouilles, de recourir au magnétisme. Une somnambule, extra-lucide, fut interrogée au pied de la mystérieuse montagne et déclara, ô bonheur! que le mont recelait *du métal*. Cent ouvriers attaquent, bouleversent l'endroit désigné, et après trois mois et trente mille francs dépensés, trouvent... trois clous et un fer à cheval! La somnambule avait donc dit vrai et, grâce à ses indications, tout une fortune fut acquise... par l'aubergiste de la commune.

Revenons à la médecine. Les médecins ne sont pas les seuls à douter de la clairvoyance des somnambules et à signaler les dangers que courent les malades à suivre aveuglément leurs conseils. Un des plus célèbres magnétiseurs, Deleuze, déclare lui-même dans les *Instructions pratiques sur le magnétisme animal* (1) que les somnambules réputés les plus habiles se trompent très-souvent, soit sur la nature des maladies, soit sur les remèdes à employer, et il recommande expressément aux malades de ne jamais suivre leurs conseils sans avoir pris l'avis d'un médecin. « Les somnambules les plus lucides, dit un autre magnétiseur bien connu, Bellanger, semblent parfois avoir leurs facultés paralysées ; elles ne parlent qu'à l'aventure, ne débitent que des extravagances ; elles battent la campagne (2). » C'est rassurant pour ceux qui font des somnambules les arbitres de leur santé et de leur vie. Passe encore, quand il s'agit de retrouver un chien perdu.

Cependant les somnambules, m'objectera un croyant, disent souvent aux malades quelle est l'affection qui les fait souffrir. Je ne le conteste pas. Pour peu que l'on ait vu des malades, que l'on se soit exercé à les observer, on reconnaît très-souvent à l'aspect de leur figure quelle est leur affection. Il est d'ailleurs des souffrances, telles que l'abattement, la tristesse, la diminution de l'appétit, les pesanteurs de tête, etc., qui accompagnent presque toutes les maladies ; les somnambules gagnent la confiance de leurs malades en accusant d'abord ces symptômes. Quant aux cas difficiles, ils s'en tirent en parlant comme les oracles d'une manière équivoque, en déclarant un vice du sang, l'âcreté des humeurs, l'irritation des nerfs, généralités qui ne sauraient les compromettre. « Ils mettent, dit le magnétiseur Deleuze, de l'adresse dans leur manière de s'exprimer, et s'ils s'aperçoivent qu'ils n'ont pas rencontré juste, ils prennent des détours pour rectifier leur jugement et pour vous persuader que c'est vous qui ne les avez pas compris. » Les fonctions de somnambules sont habituellement remplies par des femmes ; la perspicacité, la ruse et la subtilité du langage ne sauraient donc faire défaut aux somnambules.

(1) Paris, 1846, page 277.

(2) *Histoire analytique, philosophique, du magnétisme animal*, par Bellanger. — 1854.

Les somnambules sont presque toujours assistés par une sorte de médecin jouant le rôle de magnétiseur; à la manière dont il leur fait ou transmet une question, selon les lettres commençant les mots dont il se sert, ils savent ce qu'ils doivent répondre. C'est là un tour de passe-passe exécuté maintenant en tous lieux par les saltimbanques qui parcourent les fêtes publiques. Escamoteurs et somnambules vont maintenant de compagnie. Au mois de décembre, il n'y a pas encore deux ans, dans des soirées à l'*Athénée électro-magnétique* de Lyon, un prestidigitateur faisait des tours d'escamotage et de physique amusante, en même temps que « la gracieuse Mme M...., la pythonisse moderne, disaient les annonces, donnait des séances de somnambulisme lucide. » Une telle alliance n'a-t-elle pas son enseignement.

Mme M.... dont je viens de parler, était une somnambule très-renommée à Lyon par sa clairvoyance, par son habileté à distinguer à l'intérieur du corps, les altérations, les lésions des organes malades, à retrouver les chiens perdus et les voleurs. Cette lucidité lui a cependant fait défaut dans un cas bien malheureux pour elle. Au mois de mai 1856, Mme M.... et son mari, lequel était président de l'Athénée magnétique de Lyon et auteur d'un journal sur le magnétisme, ont été condamnés pour escroquerie par le tribunal correctionnel de Lyon. Des consultations données par eux, au prix de 10 francs chacune, à plusieurs personnes ayant eu recours à leur clairvoyance pour reconnaître les auteurs de différents vols, n'avaient amené aucune découverte réelle et utile. « Dans une circonstance même, dit l'arrêt du tribunal, elles ont été tellement fausses que tandis qu'elles désignaient, comme auteur du vol, une personne habitant la même maison que la victime, personne dont Mme M.... donnait le signalement très-détaillé, la justice découvrit le véritable voleur qui était tout à fait étranger à la maison et à la personne désignée, et que ce coupable, trouvé nanti de la plus grande partie des objets volés, était condamné sur ses propres aveux. »

CHAPITRE VIII.

De la croyance aux sorciers et aux inspirés. — Un illuminé et les séances électro-aromatiques. — Des médecins jugeurs d'urines.

Je débutais dans la carrière médicale, c'était à la campagne; en entrant chez un malade atteint d'une pneumonie, soit d'une fluxion de poitrine, je trouvai toute la maison en mouvement. La femme du malade cherchait sous le lit avec des ciseaux à la main; les enfants, placés à toutes les issues, guettaient le passage d'un chat qui ne semblait nullement disposé à se laisser prendre; dans un coin une jeune fille tenait un coq qui ajoutait au vacarme par ses piaulements.

Tout ce bruit dans la chambre d'un malade était fait pour me surprendre; longtemps j'en demandai la raison en vain et pour cause. Je parvins cependant à savoir qu'il s'agissait de la confection d'un remède contre la fluxion de poitrine. En voici la recette :

« Prenez un chat; coupez-lui la queue; recueillez dans un verre trois gouttes du sang qui en découle, les trois premières ajoutez-y deux gouttes du sang de la crête d'un coq d'un an; versez sur le tout un verre de vin et faites avaler au malade. »

Cette recette avait été donnée par une sorcière.

Vous riez, mais, avant de jeter la pierre à la crédulité de ces pauvres gens de la campagne, vous feriez peut-être bien de scruter un peu votre conscience. Vous ne croyez pas aux sorciers, mais n'est-il personne d'entre vous qui n'ait été consulter les somnambules, voir même des inspirées? Or, les somnambules et les inspirées, ce sont les sorcières de notre temps.

B..., une jeune femme de Lyon, laquelle ne manque pas d'esprit et connaît mieux les médicaments que les sorcières d'autrefois ne les connaissaient, est dite inspirée et passe pour deviner les maladies en promenant la main sur les membres et le corps des malades. Cette divination, qui paraît surnaturelle aux gens du monde, n'a pourtant rien de bien extraordinaire. Le redoublement d'attention et parfois le sentiment de crainte qui se peignent sur la figure des consultants lorsqu'elle touche la partie où ils ressentent des souffrances, la désillusion qu'ils montrent involontairement lorsqu'elle dépasse sans rien dire l'endroit malade, s'ajoutent alors aux signes extérieurs des maladies (rappelez-vous ce que j'ai dit à propos de la divination des maladies par les somnambules) pour lui indiquer le siége du mal. Un de mes anciens clients, qui avait une ulcération à la jambe, me témoigna l'intention de consulter ladite inspirée. Essayer de l'en dissuader aurait été chose inutile; je lui recommandai de paraître parfaitement indifférent lorsque sa main arriverait vers la partie malade. Poussant la ruse plus loin, il imprima à ses traits une apparence de crainte quand elle lui toucha le bas des reins. Après avoir tâté le terrain par une ou deux questions déguisées, elle lui déclara qu'il avait un lombago, douleur qu'il n'avait jamais éprouvée.

Le prix de chaque consultation est de cinq francs, et les équipages fringants font queue à la porte de Mlle B....

Les équipages fringants se montrent aussi à la porte d'un autre individu de Lyon, plus fou peut-être que charlatan. C'est un illuminé. « Benoît Buisson, ancien plâtrier, a laissé truelle et pinceaux pour se poser comme l'élu de Dieu, chargé de guérir tous les maux qui affligent notre pauvre humanité. Il reçoit chaque jour une foule de malades dont le nombre ne s'élève pas à moins, le dimanche surtout, de cent cinquante à deux cents.

« Buisson ne prescrit à ses adeptes ni remèdes ni ordonnances. A quoi bon! et comment le ferait-il? il ne sait ni lire ni écrire. Il se contente, pour les guérir, de leur imposer les mains, pendant que son fils lit sur chacun d'eux un passage de l'Apocalypse ou des saints Evangiles. »

Dans l'Orient, les derviches guérissent les malades non seulement en leur plaçant les mains au-dessus de la tête et en récitant un chapitre du Coran, mais encore en suspendant à leur cou un papier roulé sur lequel est écrit un verset du livre de Mahomet. Cette autre méthode de médication mériterait d'être importée en France, surtout à Lyon qui semble avoir à cœur, comme deuxième ville de l'empire, de posséder un échantillon de toutes les extravagances en fait de médecine et de charlatanisme.

La police de Lyon, dont l'attention a été attirée par les miracles de l'illuminé Buisson, s'était occupée quelques jours avant des guérisons presque aussi merveilleuses opérées par le sieur Gaudot. Ancien mercier, Gaudot avait découvert tout à coup en lui, comme la chronique dit aussi de Mlle B......, une aptitude universelle pour l'art de guérir. « Il vint à Lyon, où il n'eut pas de peine à faire partager cette opinion. De nombreux malades, toujours disposés à accorder d'autant plus de confiance à un mode de traitement qu'il est plus bizarre, à un guérisseur qu'il est plus ignorant, plus indigne du titre de médecin, lui composèrent bientôt une belle clientelle. Deux fois par semaine, notre homme recevait plus de trente personnes, payant deux francs par tête, dans un appartement magnifique, rue Sala, où avaient lieu ses séances électro-aromatiques. « Là, au milieu d'une atmosphère balsamique, les assistants se tenaient assis, en ayant soin (observance de rigueur) de mettre chacun sa main gauche sous sa cuisse droite, « car, disait l'opérateur, cette attitude « plaçant les nerfs dans une même situation, le principal « vital devient attractif. » Cité devant le tribunal correctionnel et interrogé sur ses théories médicales, Gaudot ne laisse entendre que des réponses presque inintelligibles, explications si obscures que personne ne peut les comprendre. » Il est très-probable qu'il ne les comprenait pas lui-même.

Chaque manière de spéculer sur la crédulité des malades a son temps de vogue. Les médecins *jugeurs d'urines* ont presque disparu ; ils ont fait place, de même que les sorciers, aux somnambules. Ceux qui subsistent encore ne prospèrent plus comme autrefois ; leur talent de divination est cependant, en fait de maladies, tout au moins aussi remarquable que celui des somnambules et des inspirées. Ces charlatans font profession de deviner sans voir un malade, par l'inspection seule de son urine qu'on leur apporte, son âge, son sexe, sa maladie et différentes particularités de sa vie. Comment font-ils ? Je vais satisfaire votre curiosité.

Quand une personne va consulter pour un malade le médecin aux urines, *Monsieur* n'est jamais visible. On la fait attendre dans un vestibule où elle trouve un compère qui, lui aussi, d'après ce qu'il s'empresse de raconter, est venu consulter ; on cause, on échange des confidences. Que peut-on faire de mieux en attendant ? Le compère, qui est censé attendre depuis plus long-temps, est introduit ensuite le premier dans le cabinet du jugeur et l'instruit de l'objet de la visite du véritable consultant. Lorsque celui-ci entre à son tour, on examine néanmoins avec une grande attention la fiole d'urine qu'il a apportée, on la regarde à travers la lumière, on l'agite, on la laisse reposer, on la regarde de nouveau, on la goutte même, puis on remplit notre homme d'admiration et de contentement en lui faisant l'histoire du malade et de sa maladie.

Un médecin aux urines de Lyon, lequel allait, il y a quelques années, donner chaque semaine des consultations à Villefranche, avait fait diviser une chambre en deux parties par une cloison. Celle-ci consistait, à la hauteur de cinq pieds, en un treillage recouvert d'une tapisserie collée sur toile. Les consultants, avant d'être introduits dans le cabinet du jugeur, étaient reçus dans une des portions de la pièce, tandis que se plaçant lui-même dans l'autre partie, derrière la cloison en toile, il écoutait leur conversation et recueillait ainsi les renseignements qui lui étaient nécessaires.

La vue des urines aide assurément le médecin; elle contribue en une certaine mesure à lui faire reconnaître la nature des maladies, mais elle n'est point un signe suffisant. L'urine ne peut pas davantage, à elle seule, en l'absence du malade, faire distinguer toutes les maladies les unes des autres qu'une et même lettre de l'alphabet ne peut les désigner toutes. Plusieurs signes sont nécessaires au médecin pour reconnaître chaque affection morbide, de même qu'il a besoin de plusieurs lettres pour écrire ou reconnaître leur nom.

CHAPITRE IX.

—

De la médecine dite de Raspail et des traités populaires de médecine.

Un homme, auquel des travaux remarquables sur la botanique et sur la chimie organique ont donné une place parmi les savants de notre époque, M. Raspail, ayant observé que la mort des plantes, l'altération des fruits et des graines étaient déterminées principalement par des insectes et par des vers, en conclut qu'il en était de même chez l'homme. Il ressuscita une opinion erronée qui avait eu cours un siècle auparavant, celle que la présence des vers dans nos organes était la source des neuf dixièmes de nos maladies, de celles qui ne proviennent pas d'un accident, d'une blessure ou d'une cause morale. « Le tigre, le lion, le boa, le crocodile, dit-il avec ce talent d'écrivain qu'on ne peut lui refuser, vont à la chasse de l'homme, comme l'homme va à la chasse du cerf et du lièvre. D'autres animaux, infiniment petits, sont aussi friands de notre chair que peuvent l'être le tigre et le lion; leur petitesse leur permet de se cacher dans l'épaisseur de nos tissus et de jeter le désordre dans nos fonctions, etc. »

La doctrine médicale de M. Raspail me rappelle un incident de ma vie d'étudiant. J'assistais un jour aux opérations en plein vent d'un dentiste, je me trompe, d'un industriel se disant tel et ayant pour cabinet les places publiques de Paris. Il prétendait, lui aussi, comme M. Raspail, que les maux de dents sont produits par des vers qui en rongent l'intérieur; mais ne se bornant pas comme le fait M. Raspail a une vague assertion, il prouvait la présence de ces insectes rongeurs. Quand un patient se confiait à lui, il lui introduisait dans la bouche un petit instrument à manche d'ivoire terminé par une pointe en acier, puis après avoir fouillé quelques instants dans la dent malade, il le retirait et montrait fixé à son extrémité pointue un ver semblable à un asticot. L'opéré se retirait content, sinon guéri, et tous les spectateurs ayant une dent gâtée et vingt sous dans leur poche (l'opération ne coûtait que la bagatelle de vingt sous) s'empressaient de lui succéder.

A partir de ce jour, chaque fois que j'arrachais une dent cariée à un malade des hôpitaux, je l'examinai avec grand soin, cherchant à y trouver un ver rongeur; mes recherches étaient toujours vaines; comment cela se faisait-il? La relation d'un jugement de la police correctionnelle vint me donner la solution du problème. Elle m'apprit que notre prétendu dentiste venait d'être condamné comme escroc. Le manche des instruments dont il se servait était percé d'un petit trou; il y plaçait d'avance un asticot, fermait l'ouverture avec un peu de cire. Lorsqu'il avait introduit cet instrument dans la bouche d'un malade, un ressort faisait sortir de sa cachette l'asticot, soit le ver rongeur; il le présentait au malade et au public, et le tour était fait.

S'il avait été donné à M Raspail, comme aux médecins de nos hôpitaux, d'observer sur les cadavres, dans nos organes, dans nos tissus, les lésions qui amènent la mort, de voir en un mot ce qui est, il aurait reconnu que la présence des vers, lesquels existent assez souvent dans le tube digestif, est extrêmement rare dans les autres parties du corps, qu'elle est très-peu fréquente chez les grandes personnes.

Partant d'une idée exclusive et fausse sur la nature du plus grand nombre des maladies, M. Raspail est arrivé nécessairement à conseiller un traitement trop exclusif et par conséquent presque toujours inopportun, l'emploi dans presque toutes les maladies de remèdes vermicides ou vermifuges, le camphre, le calomel et l'aloès. Plus de saignées, de sangsues, de vésicatoires, de sinapismes; tous ces moyens auxquels tant de malades, je fais appel à votre impartialité et à votre bon sens, ont dû la vie ou le soulagement de leurs souffrances, M. Raspail, dont l'autorité heureusement ne fait pas loi en médecine, en nie l'utilité, les proscrit d'un trait de plume.

Les médecins connaissent depuis long-temps l'aloès, lequel entre dans la composition d'une foule de pilules, le calomel, substance qui forme le principe actif des pastilles vermifuges; le camphre qui est employé en cigarettes, incorporé dans une pommade, dissous dans de l'huile ou de l'alcool. M. Raspail n'a donc rien inventé, seulement il a conquis à ces médicaments la vogue populaire en exagérant leur efficacité, en donnant de leur manière d'agir une explication théorique plus brillante que vraie. Les médecins accordent à l'aloès non seulement une action vermifuge, mais encore, selon le mode d'administration, des propriétés purgatives et toniques; ils regardent le camphre non seulement comme vermicide, mais encore comme un puissant anti-spasmodique (efficace contre les spasmes nerveux). Ces propriétés diverses font comprendre comment ces médicaments sont efficaces dans plusieurs maladies, lors même qu'elles ne sont pas produites par les vers, leur emploi ne saurait cependant convenir ou suffire dans la plupart des affections contre lesquelles M. Raspail les conseille, et, quand il a lieu sans opportunité, il laisse au mal le temps de s'aggraver; il n'est même pas toujours inoffensif. Le camphre, l'aloès et le calomel, pris à contre-temps, amènent l'irritation de l'estomac et des intestins.

Certes! il ne me serait pas difficile de trouver dans mes souvenirs de médecin des faits prouvant combien peu il est prudent de suivre les conseils médicaux de M. Raspail; combien il est dangereux de se droguer sans l'avis d'un médecin; mais j'aime mieux emprunter ce genre de preuves à M. Raspail lui-même. Sur ce point, son témoignage, on le verra, ne saurait être suspect. Le 30 novembre 1844, il administre lui-même à son fils et prend quelques instants avant son repas, 75 centigrammes de calomel anglais. Je le laisse raconter les résultats de cette ingénieuse médication. « Au bout d'une heure, dit-il, mon fils est pris de coliques atroces qui se dissipent par des applications de compresses imbibées d'alcool camphré. Au bout d'une heure il est encore réveillé en sursaut, rendant tout par le haut et par le bas, et dans un état qui m'aurait plus alarmé encore si je n'avais pas pris la même dose du calomel. Il se rendort à trois heures du matin. A cet instant je suis pris à mon tour de coliques atroces et d'un dévoiement avec ardeur à l'anus qui me dura jusqu'au matin; j'en suis resté exténué pendant trois jours, avec les digestions les plus pénibles que j'aie jamais éprouvées de ma vie, etc. (1) » N'est-ce pas là une preuve du peu de confiance que méritent les conseils médicaux de M. Raspail.

Pour peu, en effet, que M. Raspail eût possédé quelques connaissances en médecine, ou bien, ait eu recours aux avis d'un médecin, il aurait su que le calomel, pris à la dose de 75 centigrammes peu de temps avant le repas, amène presque constamment les accidents les plus graves. Il ne se serait pas exposé comme il l'a fait, malgré son savoir en chimie, à s'empoisonner ainsi que son fils (2). Avis aux partisans de la

(1) *Manuel annuaire de la santé*. 1845, p. 53.

(2) M. Raspail n'est pas plus habile à reconnaître les maladies qu'à employer les médicaments. Dans le même ouvrage que j'ai cité, l'*Annuaire de santé*, il raconte que par une belle journée de printemps, après avoir dîné, il alla tailler une vigne en treille, la quitta un moment pour prendre une tasse de café, et peu de temps après, s'étant remis à l'ouvrage, il fut pris d'un grand mal de tête, d'éblouissement, et enfin d'une fièvre délirante qui ne le quitta pas de quinze jours.

Demandez, je ne dis pas à un médecin mais au premier jardinier venu, quelle était la maladie de M. Raspail, il vous répondra sans hésiter que c'était *une fièvre chaude, un coup de soleil*, c'est-à-dire une fièvre cérébrale provenant de l'imprudence commise par M. Raspail, celle d'aller au printemps, par le soleil, au milieu de la journée, tailler une vigne contre un

médecine de Raspail, aux lecteurs de son *Manuel de santé*, et de tous les ouvrages populaires de médecine.

M. Raspail, outre son *Manuel de santé* et le *Livre de la santé*, a écrit un traité de médecine vétérinaire. Il renferme les mêmes idées théoriques sur la nature des maladies des animaux que ses ouvrages concernant la médecine de l'homme, les mêmes médicaments, les mêmes formules. N'est-ce pas le cas de dire que M. Raspail traite les bêtes comme l'homme et les hommes comme des bêtes.

En toute discussion pouvoir emprunter ses arguments à son adversaire, c'est une bonne fortune; tourner contre lui ses propres armes, c'est de bon aloi. Un ouvrage de médecine populaire, *le Médecin de soi-même*, qui a le premier vulgarisé la doctrine médicale de M. Raspail, s'exprime ainsi au sujet des ouvrages du même genre, c'est-à dire relativement aux traités populaires de médecine : « Un terrible fléau qui a été regardé malheureusement comme un bienfait, ce sont ces livres pernicieux que l'esprit mercantile a fait circuler sous les titres de *Médecin du peuple*, de *Médecin des pauvres*, de *Médecine domestique*, de *Médecine sans médecin*, etc. Est-il un seul de ces ouvrages que l'on puisse consulter sans s'alarmer sur sa santé et se tâter, pour ainsi parler, les côtes en tous sens; sans s'imaginer que l'on a toutes les maladies qui s'y trouvent caractérisées si vaguement et dans une telle confusion de symptômes, que celle dont on a la description sous les yeux est presque toujours celle dont on se croit atteint. A quelles méprises n'est-on pas exposé quand on se médicamente ou quand on médicamente les autres d'après de pareils oracles? »

mur blanchi à la chaux. Il vous dira que les jardiniers de profession se gardent bien d'une pareille faute.

Eh bien, le savant M. Raspail (savant en chimie et non en médecine) raconte naïvement qu'il a été la victime d'un empoisonnement. Par qui? — La porte de la maison était fermée et toute la famille a bu sans inconvénient du même café. — « Par un de ses ennemis, lequel, dit-il, était probablement entré par la fenêtre. »

Les paroles que j'emprunte au *Médecin de soi-même* ne sont-elles pas une critique vraie, sensée, parfaitement applicable à cet ouvrage lui-même, à l'*Annuaire de santé* de M. Raspail, en un mot à tous les traités de médecine s'adressant aux gens du monde.

Si un individu, après la lecture d'un manuel des arts et métiers, d'un ouvrage, par exemple, sur les procédés de la fabrique lyonnaise, se prétendait capable d'exécuter le travail d'un tisseur, d'un plieur, d'un apprêteur, etc., on lèverait les épaules et, à parler franchement, on aurait raison. Eh bien! se croire capable de connaître et de guérir les maladies, parce qu'on a lu un livre de médecine, c'est une prétention tout aussi raisonnable. Et quelle différence dans les difficultés de l'un ou de l'autre travail! Quelle différence dans les résultats d'une pratique maladroite! En médecine, plus qu'en toute autre chose, il ne s'agit pas seulement de faire, mais encore de bien faire. Une erreur, la moindre erreur peut entraîner la mort.

Les médecins, se hâte-t-on de dire ordinairement quand un homme meurt, n'ont rien connu à sa maladie. J'avoue que les médecins se trompent, plus souvent même qu'on ne le croit, j'en sais quelque chose; c'est une raison de plus pour vous de ne pas oser faire de la médecine. Comment! des hommes qui ont passé des années à étudier la structure du corps humain et ses altérations; qui ont été instruits par des maîtres savants de leur propre expérience et de celle des médecins les ayant précédés, qui ont vu ou soigné des milliers de malades, ces hommes-là se trompent, et vous qui ne savez pas même où sont placés nos organes les plus importants, vous voudriez, parce que vous avez lu un petit livre de médecine dont vous avez à peine compris quelques lignes, vous voudriez être plus habiles. Allons donc! Vous ne réfléchissez pas.

CHAPITRE X.

De l'homœopathie et des succès des homœopathes.

Un Allemand, ne voulant pas suivre la même marche que les médecins ses contemporains n'a rien trouvé de mieux que de prendre leur contrepied. Ceux-ci donnent ordinairement à un malade des remèdes tendant à produire un état opposé à celui déterminé par sa maladie; un homme a-t-il, par exemple, un organe enflammé, irrité, ils emploient des médicaments de leur nature adoucissants. Le fondateur de l'homœopathie, Hahnemann, veut que l'on fasse tout le contraire. Un homme souffre d'un mal de dents, il faut lui administrer une substance qni le lui donnerait s'il ne l'avait pas. Ce n'est pas tout; dans l'ancienne médecine on administre les remèdes à une dose d'autant plus forte que l'on désire les voir produire plus d'effet. Quel mérite y a-t-il à agir ainsi? Cela est indiqué par le sens commun; les homœopathes font autrement, ils prétendent qu'un remède agit d'autant plus qu'il a été divisé davantage, qu'il est administré en moindre quantité. Voilà, on ne saurait le nier, de l'invention; une telle innovation est certainement le fait du génie. Au lieu d'administrer les remèdes par onces, par gros, par grains, soit par grammes, décigrammes et centigrammes, comme le fait la médecine arriérée, ils administrent les médicaments par millionième de grain, je me trompe, ce serait une dose beaucoup trop élevée, par quintilionième, par sextilionième...., par décilionième de grain.

Je vais essayer, en vous décrivant la manière dont ils préparent leurs médicaments, de vous faire comprendre davantage la nouveauté de leur système médical. Prêtez-moi toute votre attention, elle m'est bien nécessaire, et surtout ne croyez pas que j'exagère, nul n'est besoin.

Un homœopathe a-t-il l'intention d'administrer à un malade du persil, substance qui figure sous le nom de *petroselinum*, parmi les remèdes les plus puissants de la médecine de Hahnemann, il prend une goutte du jus de cette plante que vous mangez tous les jours sans vous douter de sa puissance, puis il la met dans un flacon avec cent gouttes d'alcool et secoue le flacon une vingtaine de fois au moins. Il prend ensuite une goutte de ce mélange, il l'ajoute à cent autres gouttes d'alcool; il en résulte qu'une goutte de cette dernière composition ne contient plus qu'un dix-millième de goutte de jus de persil, disons avec Hahnemann, de *petroselinum;* en ajoutant de nouveau cette goutte à cent gouttes d'alcool, il réduit la proportion du jus de persil dans chaque goutte à un millionième de goutte; enfin par une série de solutions semblables, il amène la dose de persil à un quintilionième, à un centilionième, à un décilionième de goutte. Prenant alors une goutte de la dernière dilution, il en mouille des globules de sucre de lait, petits fragments ayant le tiers du volume d'une tête d'épingle. Ces globules, préparés ainsi, remplacent en homœopathie les potions, les pilules, les tisanes. Ils tiennent lieu de lavements, de cautères, de sétons, de vésicatoires, d'emplâtres, de bistouris, de ventouses et autres moyens inventés uniquement pour tourmenter les pauvres malades.

Les globules homœopathiques sont certainement, plaisanterie à part, des médicaments très-agréables comparativement à ceux de l'ancienne médecine. Ils ne sont jamais amers, ils n'ont aucune odeur, et, avantage inappréciable pour le beau sexe, ils ne font pas marque à la peau, etc. Cette administration des remèdes à une dose extrêmement petite offre encore, du moins pour la bourse des homœopathes, un avantage immense; elle permet de renfermer toute une pharmacie dans une boite portative, dans une tabatière. Un homœopathe a-t-il fait une visite à un malade, avant de sortir, il tire de sa poche une petite boite; on croit qu'il va y prendre une prise de tabac, pas du tout, il en tire un ou deux globules. C'est un, deux ou trois francs pour la visite, trois, quatre ou dix francs pour les globules. Entrevoyez-vous maintenant la supériorité de l'homœopathie; elle est incontestable pour ses adeptes.

Quelque peu volumineux que soit un globule homœopathique, quelque petite quantité de médicaments qu'il contienne, si toutefois il en contient la moindre quantité; il n'est pas même nécessaire qu'il soit avalé, il suffit qu'on le sente pendant quelques secondes; bien plus, ces globules merveilleux guérissent non seulement les maladies du corps, mais encore les affections morales. En doutez-vous? Lisez la *Matière médicale pure* du père de l'homœopathie, de Hahnemann (tome I, chapitre sur l'*aurum*). « Du broiement continué pendant une heure d'un grain d'or avec cent grains de sucre de lait en poudre, résulte une préparation qui a déjà beaucoup de vertu médicale. Qu'on en prenne un grain, qu'on le broie encore pendant une heure avec cent grains de sucre de lait, et que l'on continue d'agir ainsi jusqu'à ce que chaque grain de la dernière préparation ne contienne qu'un quadrillionième de grain d'or, alors l'on aura un médicament dans lequel la vertu médicinale de l'or sera tellement développée qu'il suffira d'en prendre un grain, de le renfermer dans un flacon et de le faire respirer pendant quelques instants à un mélancolique chez lequel le dégoût de la vie est poussé jusqu'au suicide, pour qu'une heure après ce malheureux soit délivré de son mauvais démon et retrouve du charme à la vie. » Le deuxième numéro, je n'ai pas eu le courage d'en lire davantage, de la *Revue Hahnemannienne de Paris*, journal publié sous les auspices de la Société Hahnemannienne, laquelle est restée fidèle à la doctrine du maître, est consacré presque tout entier aux observations et aux considérations d'un homœopathe, une des lumières de la secte, lequel prétend guérir les chevaux, d'un de leurs défauts les plus communs, de la disposition à avoir peur, en mettant sous leurs narines pendant quelques secondes un quintillionième de grain de *nux vomica,* de noix vomique. En vérité, en vérité, n'est-on pas tenté de s'écrier avec un de nos poètes :

> De la Chine au Japon, de Paris jusqu'à Rome,
> Le plus sot animal, à mon avis, c'est l'homme.
>
> (BOILEAU.)

Nous ne nierons pas, me sera-t-il peut-être objecté, que la doctrine homœopathique ne soit en désaccord avec toutes les idées ayant cours; que la manière d'agir des médicaments homœopathiques, de médicaments pris à dose si minime, ne soit difficile à comprendre, mais qu'importe comment ces remèdes agissent, pourvu qu'ils guérissent? et des faits nombreux sont là pour prouver qu'ils guérissent. A Dieu ne plaise que je rejette le témoignage des faits, entendons-nous, des faits *patents, certains, d'une signification incontestable.* Ceux-là, je serai le premier à les invoquer, et, pour prouver ma bonne volonté, j'en citerai un qui s'est passé au su et au vu de toute une ville :

Lors des ravages du choléra à Marseille, en 1854, M. le docteur Chargé, médecin homœopathe, écrivit à ses confrères de Lyon, de Paris, de Bordeaux, que sur plusieurs centaines de malades confiés à ses soins, il n'en avait pas perdu un seul. Ses confrères s'empressèrent de faire imprimer ses lettres dans les journaux. Lorsque le choléra revint en 1855 à Marseille, les autorités de cette ville pensèrent qu'il était de leur devoir de mettre la vérité au jour en un sujet si important pour la santé de tous. L'administration de l'Hôtel-Dieu confia au docteur Chargé une salle voisine d'une autre pièce mise sous la direction d'un médecin de l'ancienne doctrine médicale. Chaque salle avait son jour de réception.

Le dernier médecin, celui pratiquant selon la méthode rationnelle ou allopathique, perdit onze malades sur vingt-six; c'était beaucoup, mais les médecins exerçant suivant l'ancienne doctrine, suivant celle d'Hippocrate, ne se vantent pas au sujet du choléra de faire merveille; ils avouent qu'ils ne possèdent encore contre cette maladie nouvelle que des remèdes faibles et insuffisants.

Le médecin homœopathe, le docteur Chargé, qui avait prétendu n'avoir pas perdu en 1834 un seul cholérique sur plusieurs centaines, obtint dans son service deux fois moins de guérisons; il perdit vingt-et-un malades sur vingt-six. Les faits donnèrent ainsi à ses assertions si prétentieuses un démenti brutal, mais sans réplique. Le Dr Chargé se retira, se gardant bien cette fois d'emboucher toutes les trompettes de la renommée.

Les homœopathes prétendent aussi que leurs globules ont la propriété de préserver du choléra et des autres maladies contagieuses, c'est encore là une manière de battre monnaie, en augmentant le nombre des consommateurs. C'est une répétition de l'histoire de certains remèdes, « bons, selon les prospectus, pour toutes les maladies, bons même pour les gens qui se portent bien.

Je me ferais scrupule de laisser peser sur les globules homœopathiques un reproche qui leur a été fait, celui d'être très-énergiques et par conséquent très-dangereux, de pouvoir même causer la mort. Ces reproches sont parfaitement applicables à des globules n'ayant rien d'homœopathique que le nom et l'apparence; car il a été prouvé, par des expertises chimiques, que des médecins s'étant créé une certaine réputation comme homœopathes par des guérisons incontestables, obtenaient leurs succès au moyen de globules contenant, à la même dose que celle employée par l'ancienne médecine, des substances médicamenteuses très-puissantes sous un petit volume, l'arsenic, la strichnine, la morphine, la digitaline. Mais, quant aux globules réellement homœopathiques, je me plais à leur rendre cette justice, ils sont complètement incapables de faire le mal, aussi incapables de faire le mal qu'ils le sont d'opérer le bien.

Les personnes atteintes de la rage sont en proie à des accès de délire furieux, séparés par des intervalles de calme parfait. Un médecin homœopathe, ayant été appelé auprès d'un pauvre malheureux atteint de cette terrible maladie, arriva au moment de l'un des accès; il lui donna quelques globules; un moment de calme parfait étant survenu, il proclama aussitôt la guérison du malade et donnant une nouvelle dose des globules pour assurer leur premier effet, il en vanta bien haut la puissance curative; mais une nouvelle crise ne tarda pas à se montrer, elle fut la dernière, car elle entraîna la mort. La maladie avait simplement suivi sa marche ordinaire, sans avoir été influencée en rien par le remède homœopathique. Ce ne fut pas l'avis de l'homœopathe; se refusant à croire à l'impuissance des globules dont il avait proclamé l'efficacité, il racontait depuis cette époque, à qui voulait l'entendre, « que la première dose avait guéri le malade de la rage, mais que la deuxième l'avait tué en la lui redonnant. » C'était là certainement une erreur, mais la réfuter n'était pas chose facile, puisque selon la doctrine homœopathique une maladie ne peut être guérie que par un médicament apte à produire des symptômes analogues.

Pour moi plein de confiance, sinon à l'efficacité, du moins à l'innocuité des globules homœopathiques, je les aime beaucoup mieux que tout autre remède entre les mains ignorantes. Cependant, que les personnes charitables distribuant des globules homœopathiques aux malades, y prennent garde. Si ces substances ne peuvent être nuisibles par elles-mêmes, leur emploi est susceptible, ainsi que j'aurai occasion de le redire à propos des remèdes populaires, des plus tristes conséquences en retardant le recours au médecin, en laissant la maladie faire des progrès.

Médecin, j'allais quelquefois rendre visite à l'homœopathe dont je viens de parler à propos de la rage; je prenais plaisir à rompre avec lui une lance en l'honneur de l'allopathie et souvent aussi, je l'avoue, à l'entendre habiller de pièces de toutes couleurs mes confrères de la localité, lesquels, d'ailleurs, n'étaient pas sous ce rapport en retard avec lui. Que la critique s'adresse à la médecine, un médecin la défendra avec zèle et avec franchise ; s'adresse-t-elle au contraire à un autre médecin, surtout à un cher et honorable confrère habitant le même endroit, c'est presque toujours jubilation. Or, durant de l'une de mes visites, des gens de la campagne lui amenèrent leur fils qui était tombé, il y avait quelques jours, et depuis cette chute avait le coude enflé et ne pouvait étendre l'avant-bras ni se servir de la main. Le médecin homœopathe, après avoir touché le malade du bout des doigts, donna, en échange d'un écu de cinq francs, quelques globules dits d'*arnica montana,* et assura une prompte guérison.

Un examen à distance, aidé des renseignements donnés par les parents, m'avait suffi pour reconnaître une luxation, soit un déplacement de l'extrémité supérieure de l'os radius. Une petite opération était nécessaire. Après la sortie des consultants, je fis part de mes réflexions à mon confrère. « Vous ne comprenez rien à l'homœopathie, me fut-il répondu. « Je ne comprenais pas, en effet, comment des globules administrés à l'intérieur pourraient remettre un os en place.

Quinze jours s'étant écoulés, je vis entrer chez moi le même malade. Il avait avalé scrupuleusement les globules homœopathiques et, à son grand étonnement, son coude avait continué à enfler, son bras continuait à ne pouvoir être étendu; le moindre mouvement qu'on cherchait à lui imprimer lui causait les plus vives souffrances. Je fus obligé de recourir à l'aide d'un confrère, à l'emploi du chloroforme et à de grands efforts pour réduire une luxation qui, dans les premiers jours, aurait promptement et facilement disparu. Le malade ne put se livrer que deux mois après à son travail habituel. Tels furent dans ce cas, comme en bien d'autres, les heureux effets de l'emploi des globules homœopathiques.

CHAPITRE XI.

De l'abus des médicaments. — Des remèdes de précaution.

Chaque matin, depuis huit jours, les malades de l'une des salles de l'hôpital de Bourg se plaignaient de la disparition de leurs potions, loochs et lavements pendant la nuit. On ne savait comment expliquer cet étrange incident, lorsqu'une femme, à laquelle on était obligé de refuser des médicaments, sa maladie n'en exigeant aucun, fut prise de violentes coliques. Sous l'influence de la douleur, elle déclara qu'elle se levait chaque nuit, pendant le sommeil habituel des veilleuses, et qu'allant à la maraude, elle prenait ici un looch, là un juleps; ses coliques avaient été produites par deux potions purgatives ainsi dérobées.

Beaucoup de personnes, semblables à cette femme, ont une passion aussi raisonnable pour les remèdes, elles voudraient, à la moindre indisposition, se gorger de médicaments; elles mesurent la science du médecin sur la longueur et le nombre de ses ordonnances. « Qu'elles soient fortement purgées, fortement émétisées, fortement secouées, alors seulement elles seront réellement contentes. » Un médecin se retire-t-il d'auprès d'un malade, après n'avoir conseillé que du repos ou de simples tisannes, les récriminations et les commentaires s'élèvent aussitôt sa sortie :

« Avez-vous jamais vu, dit l'un des assistants, un médecin comme cela; il n'a rien ordonné?

« Voilà un médecin, dit une autre personne, qui gagne facilement son argent; il vous ordonne une tisanne et cela compte pour une visite. J'en aurais bien fait autant que lui. »

Combien ces propos et tous autres du même genre sont peu raisonnables. « En médecine, comme en toute chose, dit avec raison à ce sujet le docteur Massé, il est souvent fort important de savoir s'abstenir et attendre. » Les simples indispositions et bien des maladies tendent à guérir d'elles-mêmes; le médecin n'a alors que deux choses à faire : en premier lieu ordonner quelques boissons, régler le régime alimentaire et rassurer le malade; en second lieu le mettre en garde contre les imprudences, l'empêcher d'avoir recours aux remèdes des commères et des charlatans, en un mot à des moyens intempestifs susceptibles de convertir une simple indisposition en une maladie grave.

S'il est des gens qui, luttant imprudemment avec le mal, sont trop peu soucieux de leur santé, d'autres, personnes oisives pour la plupart, s'en préoccupent continuellement. Le matin en se levant, leur premier mouvement est d'aller voir dans la glace la couleur de leur langue et de leur visage. Leur langue est-elle blanche, leur figure pâle, voilà qu'ils s'inquiètent et s'effrayent. Et cependant, si on leur parle de leur bonne mine, ils s'impatientent. Toinette dit-elle à Argon qu'il a l'air bien portant, Toinette est une menteuse, une impertinente. A peine est-il permis à leur médecin de chercher à les tranquilliser, de leur assurer, lorsqu'ils viennent d'être indisposés, qu'ils vont beaucoup mieux. Le médecin les trompe ou ne connaît rien à leur état. Ce sont ces malades incompris qui font la fortune des charlatans, des Purgon et des Diafoirus de ce siècle. Une femme vaporeuse avait demandé, en partant pour les eaux, au praticien lui donnant habituellement ses soins, une lettre propre à fournir au médecin auquel elle devait se confier des renseignements sur les antécédents de sa maladie. En route, elle s'imagine que son état est très-dangereux et que son premier médecin la trompait en la rassurant. Curieuse de connaître la vérité, elle ouvre la lettre qui lui avait été confiée. Deux lignes seules y étaient écrites :

« Je t'adresse à titre de retour une femme très-nerveuse, une excellente vache à lait; aies-en donc bien soin, c'est-à-dire ne ménage pas tes visites. »

Les charlatans se dessaisissent rarement, disons-le cependant, de pareils malades et se gardent bien de les envoyer prendre les eaux.

Les mots d'eaux minérales s'étant rencontrés incidemment sous ma plume, il me vient à la pensée qu'un chapitre sur certains établissements d'eaux minérales et d'hydro-thérapie, sur les eaux minérales artificielles, auraient naturellement sa place dans cet opuscule. Je serai pourtant obligé, à mon très-grand regret, de laisser une lacune sur ce point, n'ayant pas par moi-même des notions assez précises pour pouvoir le traiter en conscience. Je donnerai seulement comme hors d'œuvre le récit d'un fait appartenant à ma pratique particulière.

Trois de mes malades, atteints chacun d'une affection de nature très-dissemblable, étant allés consulter une notabilité médicale d'une grande ville voisine, revinrent tous les trois avec la recommandation d'aller prendre les eaux de C..... Je n'avais jamais entendu parler de ces eaux ; émerveillé de leur efficacité dans trois maladies si différentes et honteux de mon ignorance, je cherchai à m'instruire. Les renseignements que je recueillis me persuadèrent bientôt de l'excellence des raisons qui engageaient mon célèbre confrère à donner une confiance si étendue à l'efficacité, à avoir foi à l'*action* des eaux de C.....: son nom figurait sur la liste des actionnaires d'une société créée pour leur exploitation.

A Dieu ne plaise que l'on me soupçonne, à raison de ce récit, de mettre en doute l'action curative de toutes les eaux minérales; l'engouement actuel est certainement trop grand, mais, exagération à part, l'influence salutaire de plusieurs d'entre elles dans certaines maladies est incontestable. Il est un grand nombre de cas où aucune médication ne saurait les remplacer; les eaux artificielles elles-mêmes sont impuissantes à produire des effets semblables. L'action des eaux minérales prises à la source est d'ailleurs aidée par les distractions du voyage, le changement d'air et d'habitudes, par l'éloignement des affaires, des soins de la famille. Elle est surtout aidée par l'éloignement des dissensions, ou pour me servir d'un terme qui serait mieux compris par mes lectrices, des *dissentiments domestiques*.

Ce n'est point assez pour certaines personnes de vouloir se gorger de médicaments quand elles sont malades; elles prennent encore, lorsqu'elles se portent bien, des *remèdes de précaution*. Donnant une attention trop grande aux moindres sensations qu'elles éprouvent, elles se croient à chaque instant menacées de quelque dérangement fâcheux et elles emploient mille soins pour le prévenir. Parmi ces précautions superflues, lorsqu'elles ne sont pas nuisibles, les purgatifs et les saignées tiennent le premier rang.

Un de mes voisins m'invita un jour à aller *pendre la crémaillère* à une jolie petite maison dont il venait d'hériter. En attendant le dîner, il promena ses convives dans les divers appartements. « Voilà, nous dit-il en nous montrant une série de petites bouteilles alignées en bataille derrière la porte vitrée d'une armoire, la source de mon héritage. Ce sont des bouteilles du remède Leroy. Mon oncle avait une vigoureuse santé, mais arrivé à l'âge de quarante ans, il se rappela que son père était mort d'une fluxion de poitrine à quarante-deux ans, et, craignant de mourir à la même époque, il se mit par précaution à faire un usage fréquent du remède Leroy. Ce traitement de précaution a déterminé chez lui une inflammation des intestins qui l'a emmené. Je conserve ces bouteilles.....

« — Par reconnaissance, dit en souriant un des assistants?

« — Parce qu'elles portent avec elles, reprit notre hôte, un bon avis. »

Il est des gens qui à chaque changement de saison ne manquent pas, *pour chasser les mauvaises humeurs, les humeurs peccantes*, de s'administrer un purgatif. D'autres, sortant de maladie, ne se croiraient pas entièrement guéris s'ils ne prenaient deux purgatifs de suite, « l'un pour *mettre les humeurs en mouvement*, et le second pour *les expulser dehors.* » L'inflammation du tube digestif, soit de l'estomac et des intestins, les rechutes, surtout quand un convalescent vient d'être atteint de cette dernière maladie ou de la fièvre d'accès, sont fréquemment les résultats de cette pratique. D'ailleurs, dans les cas mêmes où une purgation est nécessaire, il est rare qu'il soit utile de la réitérer.

D'autres personnes, à l'apparition d'un mal de tête, d'une simple courbature que quelques jours de repos suffiraient souvent pour faire disparaître, ou bien seulement, au printemps, lors même qu'elles n'éprouvent aucun malaise, se hâtent d'aller présenter leur bras à la lancette. S'adressent-elles à des ignorants, aussitôt, sans information aucune, on leur tire douze à quinze onces de sang. Cette pratique a de grands inconvénients; lorsque sans nécessité l'on se fait saigner deux ou trois années de suite au printemps, on contracte l'habitude de cette émission sanguine, habitude qu'il est ensuite difficile d'interrompre sans danger. Se fait-on saigner au moindre malaise, le travail de notre économie, ayant pour but de rendre au sang sa quantité ou sa densité ordinaire, en d'autres termes, de remplacer la perte causée par la saignée, continue machinalement après que cette réparation est complète; de là une surabondance nuisible, de là la nécessité de nouvelles saignées à des époques toujours plus rapprochées.

Certains industriels vendent des anneaux, des chaînes aimantées, galvanisées, comme préservatifs contre la migraine, les rhumatismes..., des sachets odorants *(sachet anti-apoplectique d'Arnoud)*, des amulettes, des élixirs *(élixir anti-apoplectique des Jacobins de Rouen)*, devant garantir contre les attaques d'apoplexie; des sachets et des élixirs contre le choléra. Je laisse libre d'y recourir; l'emploi de ces moyens ne fera ni mal ni bien; seulement je rappellerai que l'on ne doit pas se borner à leur emploi et que les meilleurs préservatifs, c'est, contre l'apoplexie, la tempérance; ce sont contre le choléra, la tempérance et la propreté. Un de mes clients, auquel sa constitution et son âge faisaient craindre une attaque d'apoplexie, était d'une grande sobriété. On lui vanta les propriétés anti-apoplectiques du sachet Arnoud, il en fit usage, et en même temps, se livrant à une confiance trompeuse, il se laissa aller au plaisir de la table, le plus grand des plaisirs, avec celui de la conversation, qui restent aux gens âgés. Deux mois après, il était frappé d'une attaque d'apoplexie foudroyante.

CHAPITRE XII.

Inconvénients des remèdes populaires. — Aux dames charitables.

Comment vous portez-vous? Ce sont là les premières paroles que l'on s'adresse en s'abordant. Répond-on que l'on est indisposé, vite l'on vous indique remèdes et recettes en foule.

« Alphonse d'Este, duc de Ferrare, rapporte Joubert, vieil auteur du 16e siècle, mit un jour en propos familier, de quel métier il y avait le plus de gens. Gonelle, fameux bouffon, dit qu'il y avait plus de médecins que de toute autre sorte de gens et gagea contre le duc son maître qu'il le prouverait avant vingt-quatre heures.

« Le lendemain matin, il sort de son logis avec un bonnet de nuit et un couvre-chef qui lui bandait le menton, puis un chapeau par dessus. En cet équipage, il se dirige vers le palais de Son Excellence. Le premier qu'il rencontre lui demande qu'est-ce qu'il a; il répond : Une douleur enragée de dents. « Ah! mon ami, dit l'autre, je sais la meilleure recette contre ce mal », et il la lui dit. Gonelle écrit son nom sur ses tablettes, en faisant semblant d'écrire sa recette. A un pas de là, il en trouve deux ou trois ensemble qui font semblable interrogation et chacun lui donne un remède; il écrit leur nom, comme du premier. Et ainsi, poursuivant son chemin, il ne rencontre personne qui ne lui enseigne quelques recettes différentes l'une de l'autre, chacune lui disant que la sienne était bien éprouvée, certaine et infaillible; il écrit le nom de tous.

« Quand il entre en la chambre du duc, Son Excellence lui crie de loin : « Eh! qu'as-tu, Gonelle? »

« Il répond tout piteusement et marmiteux: « Le mal de

dents le plus cruel qui fut jamais. » A donc, Son Excellence lui dit : « Eh! Gonnelle, je sais une chose qui te fera passer incontinent la douleur, encore que la dent fût gâtée. Brassavolo, mon médecin, n'en pratiqua jamais une meilleure. Fais ceci et cela, et incontinent tu seras guéri. »

« Soudain Gonelle, jetant bas sa coiffure et son attirail, s'écria : « Et vous aussi, monseigneur, êtes médecin !... Voyez ci, combien j'en ai trouvé depuis mon logis jusqu'au vôtre ; il y en a plus de deux cents, et je n'ai passé que par une rue. Trouvez-moi autant de personnes d'un autre métier ! »

Joubert ajoute : « Voilà bien rencontré et pareil à la vérité, car chacun se mêle de médecine, et il y a peu de gens qui ne pensent y savoir beaucoup, voire plus que les médecins. »

L'usage des recettes de famille, des remèdes de bonnes femmes, l'emploi de tout médicament ayant lieu sans l'avis d'un médecin, sont nuisibles de diverses manières.

Quelques-unes des recettes qui ont cours par le monde, sont d'excellents remèdes quand on les administre dans les circonstances opportunes ; ce sont des remèdes ayant été créés et employés d'ancienne date par les médecins. Leur emploi par les gens du monde n'en est pas moins suivi presque toujours de résultats fâcheux. C'est qu'on les met en usage à tort et à travers, sans tenir compte des différences existant dans la cause, la nature et l'époque des maladies, dans les dispositions des malades, etc. Citons-en un exemple.

Vous avez vu un malade atteint de coliques ou de diarrhée se guérir en buvant un grand verre de vin chaud, sucré et aromatisé. Un pareil remède n'a rien qui déplaise ; aussi vous empressez-vous, s'il vous arrive d'éprouver une de ces souffrances, d'y avoir recours. Cependant, loin d'être soulagé, vous sentez que le mal est devenu plus intense. D'où vient cette différence dans les résultats qui vous étonne ? Dans le premier cas, celui où la guérison a eu lieu, les coliques ou la diarrhée dépendaient probablement d'une faiblesse (sans complication) de l'intestin ou d'une diminution récente de la transpiration cutanée ; le vin chaud a agi en fortifiant l'intestin ou en activant la transpiration ; dans le second cas, au contraire, la maladie existante était une inflammation du tube digestif, en buvant du vin chaud ou du punch, vous avez mis de l'huile sur le feu.

La même souffrance peut être l'effet d'une foule de causes différentes et exiger par conséquent, selon la nature de chacune d'elles un traitement particulier ; comment les gens du monde qui n'ont pas fait d'études approfondies pourraient-ils les distinguer ?

Quelques-uns des remèdes populaires, vestiges des temps d'ignorance, sont constamment nuisibles. Lorsqu'une branche a été détachée d'un arbre, le jardinier rapproche les parties divisées et, s'il les entoure d'*onguent de saint Fiacre,* il se garde bien d'en placer entre elles. Les hommes ne sont pas aussi sages pour eux-mêmes. Un ouvrier, un cultivateur se fait-il une blessure avec un instrument tranchant, il manque rarement de laver la plaie avec des élixirs, avec de l'eau-de-vie, conservée précieusement, dans laquelle on a fait macérer des fleurs de belsamine et autres, de la recouvrir avec des baumes, des onguents ou des pommades. Qu'arrive-t-il ? ces substances irritent les tissus mis à nu, empêchent les lèvres de la plaie de se réunir ; les bords et le fond de la blessure s'enflamment, se tuméfient, suppurent, et une plaie qui souvent aurait été guérie en quelques heures si elle avait été tout d'abord traitée convenablement, dure de longs jours, de nombreuses semaines (1).

D'autres remèdes populaires sont, considérés en eux-mêmes, tout-à-fait inoffensifs ; leur emploi n'en est pas moins très-

(1) Lorsque nos tissus ont été divisés, il faut simplement, après avoir lavé avec de l'eau simple et essuyé la plaie, en rapprocher les bords et les tenir réunis.

nuisible. Il empêche, en effet, l'administration de remèdes meilleurs, de remèdes réels, et leur action étant insignifiante ou peu efficace, laisse au mal le temps de faire des progrès. Les résultats ordinaires des médications populaires employées journellement contre le panaris feront comprendre ma pensée.

Cette maladie des doigts est très-douloureuse ; mal soignée, elle est d'une durée très-longue. La douleur qu'elle produit et sa durée dépendent en grande partie de l'obstacle que la structure serrée des doigts et la dureté de la peau apportent au gonflement inflammatoire et à la sortie du pus. A-t-on recours de bonne heure au médecin, une incision de la peau, faite au moment opportun, dégage les tissus tuméfiés, donne issue au sang et au pus, quand il est formé ; elle met fin presque aussitôt à la fièvre, à l'insomnie, et le malade se rétablit promptement. Emploie-t-on, au contraire, selon l'usage vulgaire, des huiles, des pommades, des onguents, des baumes, des oignons ayant macéré dans du vinaigre, des herbes pilées, substances dont on recouvre le siége d'un panaris dans l'intention de le *faire mûrir,* ces remèdes ne font directement, il est vrai, aucun mal, soulagent même, mais ils ne s'opposent pas aux progrès de l'inflammation et de l'enflure, ils diminuent et abrègent à peine les douleurs intolérables qui rendent le travail et le sommeil impossibles. Leur pratique est regrettable, parce qu'elle retarde celle d'une médication plus sûre et plus prompte.

L'indication des vieilles recettes, la distribution des remèdes plus ou moins innocents, sont surtout le fait de dames plus charitables qu'éclairées, et trop souvent même celui des dames religieuses.

Bonnes sœurs, médecin, j'ai été à même d'apprécier votre dévouement au soulagement des misères humaines. Qui vous remplacerait au lit des malades de l'hôpital, ou dans le taudis du pauvre ! Combien votre présence, vos soins patients, la douceur de vos consolations ont apaisé de douleurs ! Votre cœur, fermé aux douceurs de l'amour maternel, sait trouver pour les pauvres petits orphelins ces tendres caresses qui ne devaient pas entourer leur berceau. Votre courage sublime brave l'éternel spectacle, repoussant pour tout autre que pour vous et le médecin, des maux innombrables qui réunissent tant de malheureux dans les hospices. Au moment même où j'écris ces lignes, cent religieuses de Saint-Benoît, dont les compagnes viennent d'être décimées par le choléra à Marseille, quittent la France, et traversant les mers vont à Varna et à Gallipoli soigner nos soldats dans les hôpitaux, champs de bataille qui comptent autant de victimes et demandent non moins de courage que ceux où le canon tonne et vomit la mitraille.

A moi qui rends pleine justice à votre dévouement et à votre charité, cette charité vraie permettra, j'en suis sûr, l'expression d'un regret, celui de vous voir distribuer et ordonner des remèdes, et risquer, ce faisant, d'ajouter aux souffrances des malades et d'aggraver les dangers qu'ils courent. Vos intentions sont toutes d'humanité, sont toutes chrétiennes et désintéressées, mais le zèle le plus ardent ne peut en aucune façon suppléer au savoir médical; celui-ci vous ne l'avez pas. Gardez-vous, en effet, de croire que vous avez une connaissance suffisante des maladies et des remèdes, par cela seulement que vous avez vécu quelques années au milieu des malades. Pour connaître les maladies, la vertu des remèdes, il faut d'abord avoir une parfaite connaissance de la structure du corps humain, avoir étudié les fonctions des organes, être instruit de la composition et des propriétés des substances médicamenteuses, etc. Ces notions préliminaires, où les auriez-vous acquises? Quels livres avez-vous médités pendant des années? Quel maître a dirigé vos études, vous a mis en garde contre les fautes et les erreurs? En médecine, la moindre erreur peut être un arrêt de mort. Quelle terrible responsabilité vous prenez sans nécessité.

Je n'ignore pas que vous recommandez d'appeler un

médecin quand une maladie vous paraît grave, quand légère à son début elle commence à montrer un mauvais caractère, mais prenez bien garde, car vous avez à craindre là encore de souvent vous tromper, de méconnaître la gravité de l'affection.

Croyez-moi, Mesdames, dans l'intérêt même de ceux qui souffrent, intérêt que l'on n'invoqua jamais en vain auprès de vous, abstenez-vous, si ce n'est dans les cas pressants, si ce n'est auprès des gens très-éloignés de la demeure du médecin, de vouloir jamais le remplacer. Bornez-vous à faire exécuter ses prescriptions, à entourer les malades de soins et d'égards; limitez-vous, en un mot, aux fonctions de gardes-malades et de consolatrices. Elles sont assez belles et vous laissent amplement les moyens de soulager des souffrances, de recueillir une riche moisson de mérites aux yeux de Dieu.

CHAPITRE XIII.

De la répugnance des malades pour certaines médications ordonnées par le médecin, telles que la saignée, les cautères, le mercure, l'opium, l'abstinence des aliments, etc.

Les malades refusent bien souvent, par suite d'idées erronées, de suivre les ordonnances du médecin. Combien de fois à l'hôpital, lorsqu'un malade n'éprouvait aucune amélioration après l'administration des médicamens, n'en ai-je pas trouvé la cause en visitant le vase de nuit, où je voyais les poudres et les potions ordonnées.

Un médecin conseille-t-il l'administration d'un lavement à un malade atteint de diarrhée ou de dyssenterie : « A quoi bon des lavements, disent après son départ les assistants, le malade va bien assez à la selle »; et la répugnance à prendre ou à donner un lavement, venant en aide à ce préjugé, l'ordonnance du médecin reste inexécutée. Les lavements sont, à la vérité, employés souvent pour remédier à la constipation; délayant les matières, ils facilitent leur expulsion, etc.; mais cette efficacité contre la constipation ne les empêche nullement d'avoir une action utile dans les diarrhées, les dyssenteries. Comme les sécrétions surabondantes de liquide proviennent le plus souvent d'une inflammation des intestins, les lavements d'eau simple ou composés d'une décoction de son ou de feuilles de mauve, etc., agissent sur le tube digestif, ainsi que le feraient un bain local, des fomentations ou un cataplasme; ils diminuent son inflammation et par suite la diarrhée ou la dyssenterie qu'elle cause.

Beaucoup de maladies, les congestions du sang au cerveau, les inflammations du poumon et de l'intestin, amènent ordinairement une grande faiblesse. Le médecin veut-il faire une saignée, « Oh! Monsieur, dit le malade, vous allez m'ôter toutes mes forces, je suis déjà si faible. » Lorsque le médecin craint de fatiguer le malade par une discussion, il est obligé de renoncer à la médication qu'il juge la meilleure. Sachez-le bien; quand un malade est faible, le moyen le plus sûr de lui rendre des forces, c'est de combattre, de détruire la maladie elle-même et souvent, par conséquent, d'opérer une saignée. Quand elle a lieu à propos, loin d'affaiblir, elle donne des forces. Son emploi nous a été indiqué par la nature elle-même. Une personne se sent indisposée, elle a mal à la tête, est portée au sommeil et au repos, elle est étourdie et incapable de tout effort; il survient tout à coup un écoulement de sang par le nez, et en quelques minutes elle a repris sa gaîté et sa vigueur habituelles. N'est-ce pas là une observation de tous les jours. Une personne jouissant d'une vigoureuse santé, est terrassée subitement par une attaque d'apoplexie, quel moyen la met ordinairement le plus promptement sur pied? une saignée.

C'est surtout dans la pleuropneumonie ou fluxion de poitrine, que les malades redoutent la saignée. Que l'un d'eux meurt après avoir été saigné, aussitôt vingt voix s'élèveront pour accuser le médecin de l'avoir tué. On ne fera pas attention que la maladie était très-grave, que la saignée, tout en n'étant pas un moyen sûr, était pourtant le remède le meilleur; on ne fera pas attention davantage au grand nombre de malades qui ont dû la vie à cette médication.

Sans doute, il est des cas de fluxion de poitrine où la saignée est très-nuisible; il est des cas plus nombreux encore où la guérison est possible sans son emploi; néanmoins elle est souvent le moyen le plus sûr et le plus prompt. Laissez donc au médecin auquel vous vous êtes confié le soin de juger son plus ou moins d'opportunité. Les médecins connaissent la répugnance des malades pour la saignée dans la pleuropneumonie ; ils savent quelle responsabilité pèsera sur eux si elle est suivie de mort ; aussi n'y ont-ils recours que lorsque leur conviction leur en fait un devoir.

Rien de plus difficile dans le monde que de persuader aux malades, surtout aux femmes, l'application d'un cautère. On s'imagine qu'un cautère, une fois établi, on sera obligé de l'entretenir pendant le reste de ses jours; c'est pourquoi on préfère de beaucoup un vésicatoire qui peut, dit-on, se déplacer et s'enlever à volonté. Disons-le tout d'abord, un vésicatoire ne peut pas dans tous les cas faire le même effet qu'un cautère ; secondement on peut, au moyen de précautions convenables, supprimer tout cautère, lorsque la cause pour laquelle le médecin l'avait conseillé n'existe plus. Si cette suppression, faite avec précaution, entraînait quelque danger, il serait certainement plus dangereux de supprimer un vésicatoire, exutoire qui occasionne un écoulement d'humeur plus considérable.

Les malades ont peur de l'opium, du mercure. Les médecins sont obligés de les désigner dans leurs ordonnances sous des noms peu connus. Ces substances sont des poisons, cela est incontestable, seulement elles ne sont nuisibles, elles n'agissent comme poisons qu'en des mains inexpérimentées, lorsqu'elles sont employées à trop haute dose. Le rasoir est un instrument dangereux entre les mains d'un enfant, en a-t-on la moindre peur lorsqu'il est tenu par un barbier?

La crainte qu'inspire le mercure vient principalement de ce qu'autrefois l'on croyait que les malades devaient en prendre jusqu'à l'apparition d'une salivation abondante, jusqu'à la production d'une inflammation des gencives, phénomènes qui étaient parfois suivis de la chute des dents, d'une faiblesse et d'un amaigrissement extrêmes. Maintenant on fait de ce médicament un usage plus modéré, plus prudent ; on en suspend l'emploi, on le cesse aussitôt que le malade paraît menacé des accidents qu'il est susceptible d'entraîner.

L'ordonnance du médecin que les malades ont le plus de répugnance à suivre, c'est l'abstinence des aliments. Vous avez vu peut-être la caricature que je vais vous décrire :

« Une femme, arrêtée sur son carré et causant avec une voisine, tient sur la main une assiette dans laquelle la cuillère se tient debout; au fond du tableau on aperçoit par une porte grande ouverte la tête d'un malade, coiffé d'un bonnet de coton et couché dans un lit. Au bas de la gravure, on lit ce petit dialogue :

« — Voisine, votre mari est donc malade?

« — Mon Dieu, oui! Le médecin l'affaiblit avec toutes ses drogues; mais je viens de lui préparer une petite soupe aux choux pour le réconforter. »

« Cette gravure représente, en l'exagérant peut-être un peu, dit le docteur Massé, une opinion malheureusement bien commune, celle consistant à croire que le manger, lequel soutient l'homme en santé, fortifie toujours ceux que la maladie rend faibles. » C'est là une grande erreur; pour prendre des forces, il ne suffit pas seulement de manger, il faut encore digérer. Or, les bras d'un malade sont faibles, les jambes peuvent à peine le porter; eh bien l'estomac, participant lui-même à la faiblesse générale du corps, est également incapable d'opérer le travail de la digestion. Les aliments que l'on donne à un malade, malgré la défense du médecin, se digèrent mal ou ne se digèrent pas du tout; ils augmentent son état de malaise et de faiblesse.

On ne saurait calculer combien de rechutes, d'accidents mortels sont occasionnés par des écarts de régime, par des aliments pris trop tôt, en trop grande quantité, par des aliments indigestes. On me montrait récemment à l'hospice des aliénés de..... une pauvre femme qui était devenue folle par désespoir d'avoir tué sa fille unique, de l'avoir tuée par une indigestion. Cette jeune personne, qui était entrée à l'hôpital atteinte d'une fièvre typhoïde, était en pleine convalescence, lorsque dans la nuit du dimanche au lundi elle fut prise de vomissements et de coliques. Le matin, à la visite du médecin, elle était à l'agonie ; en examinant les matières vomies, on remarqua qu'elles consistaient en une grande quantité de fragments de brioche. Qui l'avait donnée à la malade ? On ne savait à quelle personne attribuer son introduction, lorsque la mère de la jeune fille avoua que cet aliment avait été apporté par elle-même. Mue par une affection peu réfléchie, elle avait mis autant de zèle à tromper le concierge de l'hôpital que les contrebandiers en emploient à la frontière envers les douaniers. Elle y était parvenue en coupant la brioche en deux et en faisant figurer par chaque moitié les parties de notre corps qui sont surtout développées chez les nourrices.

Un médecin, faisant de la statistique approximative, a calculé que le septième des morts était amené par une imprudence dans le régime alimentaire.

CHAPITRE XIV.

Des rhabilleurs, rebouteurs et renoueurs. — De la graisse humaine ou de Chrétien. — De quelques pratiques superstitieuses.

Les rhabilleurs, renoueurs ou rebouteurs possèdent, selon la croyance du vulgaire, la faculté, *le don,* d'enlever, c'est-à-dire de guérir comme s'ils enlevaient le mal avec la main, les brûlures, les foulures ou entorses, et les os déboîtés ou luxations. Ils opèrent ces guérisons à l'aide de signes et de paroles mystérieuses.

Un maître rhabilleur, car ils prennent le nom de *maître*, est-il consulté par un blessé, il examine d'abord ou fait semblant d'examiner la partie malade, puis il exécute sur elle trois signes de croix avec le pouce, quelques-uns le mouillent préalablement de leur salive et marmottent en même temps des paroles bizarres. La plupart des rhabilleurs recommandent ensuite l'application d'un morceau de papier gris enduit d'huile d'olive. Ayant eu occasion plusieurs fois de soigner ou d'obliger des rhabilleurs de différents pays, je leur ai demandé quelles paroles ils prononçaient : ce sont les mots *ante* (prononcez *anté*) au premier signe de croix, *per ante* au deuxième, *super ante* au troisième. Vous voilà maintenant presque aussi savants qu'eux.

Or, les paroles *ante, per ante, super ante* (1) sont bonnement des mots latins signifiant : devant, par devant, encore par devant. Ajoutez à cela que les brûlures, quand elles ne sont

(1) Quelques rhabilleurs prononcent *œné, per œné, super œné.*

pas très-profondes, n'ont besoin pour guérir promptement que d'être mises à l'abri du contact de l'air, que les entorses et les foulures consistent seulement, dans l'immensité des cas, en une contusion, en un tiraillement des ligaments entourant les jointures, c'est-à-dire les articulations, et qu'il suffit du repos du membre et de quelques applications adoucissantes pour les faire disparaître, et vous comprendrez que le but et l'unique propriété des paroles et des signes de croix mis en usage par les rhabilleurs, c'est d'agir sur la crédulité du blessé et de lui faire prendre patience. Si un rhabilleur se bornait à dire aux malades : « Votre mal est très-léger, recouvrez la partie d'un morceau de papier graissé d'huile, gardez le repos et vous serez bientôt guéri » ; le payerait-on largement ? aurait-on même recours à son ministère ? Le contraire est probable.

Les signes de croix mis en usage par les rhabilleurs, leurs paroles mystérieuses, sont donc promptement suivis de la guérison (je ne dis pas, remarquez-le, qu'ils la produisent), quand les foulures, les entorses ne sont point accompagnées de la *cassure*, je me sers de leurs termes, soit de la fracture de l'os, de *déboîtement,* soit de luxation. Mais quand ces complications existent, les accidents ont rarement une terminaison aussi heureuse. Dans ce cas, il arrive le plus souvent que les rhabilleurs, ne reconnaissant pas l'existence d'une fracture ou d'une luxation, se contentent comme à l'ordinaire de faire des signes de croix sur la partie malade. Ces pratiques n'ont alors d'autre résultat que celui de laisser au mal le temps de s'aggraver; le membre s'engorge, se gonfle, et lorsque le malade trop crédule a recours enfin à un médecin, parfois après des semaines d'attente, celui-ci est obligé, à raison du gonflement et de l'inflammation, de le faire souffrir beaucoup plus que s'il était venu à lui de prime abord. Il se rétablit plus lentement; il peut même, s'il a trop tardé, rester estropié. A l'hospice des incurables de..... se trouve une femme âgée, laquelle ne pouvant plier les bras vers le coude, est réduite à la nécessité, pour porter les aliments à la bouche, de se servir d'une fourchette longue d'un demi-mètre. Cette pauvre femme, étant tombée il y a une dixaine d'années en portant les mains en avant, les extrémités supérieures des avant-bras se luxèrent, sortirent de leur place habituelle; elle ne pouvait plus plier le coude. Un rhabilleur, auquel elle s'adressa en premier lieu, ne voyant d'autre mal qu'une foulure, la traita par les signes de croix ordinaires. Un second, plus renommé que le premier, ne fut pourtant ni plus clairvoyant, ni plus habile. Enfin quand elle fit appeler un médecin, c'était trop tard, les os avaient eu le temps de se fixer en leur mauvaise position.

On voit cependant des rhabilleurs (ce sont ordinairement des bouchers, des tripiers ou des équarisseurs qui ont cherché à étudier la structure du squelette chez les animaux) reconnaître quand les os sont luxés et parvenir à les mettre en place. Mais ils ne réussissent, quand ils réussissent, qu'à force de tâtonnements et après avoir causé de vives souffrances au patient. Le corps de l'homme est bien loin d'être semblable à celui des animaux.

« On ne confie une montre, pour la raccommoder, a-t-il été dit au sujet des rhabilleurs, qu'à celui qui a passé bien des années à étudier comme elle est faite, qu'elles sont les causes qui la font bien aller et qui la dérangent, et l'on ne craint pas de confier le soin de raccommoder la plus composée, la plus délicate et la plus précieuse des machines, le corps humain, à des gens qui n'ont pas la moindre notion de sa structure et de ses mouvements. Quelle singulière contradiction! »

Les rhabilleurs ont encore *le don,* la spécialité de raccrocher l'estomac quand il s'est décroché. Les médecins si nombreux (on les compterait par centaines de mille) qui ont examiné l'intérieur du corps de l'homme, n'ont jamais vu que l'estomac fût suspendu à un crochet, mais les rhabilleurs savent parfaitement — comment? je l'ignore — que l'estomac est accroché à un os qu'ils appellent bréguet, de la même façon qu'une marmite est pendue à la crémaillère, et ils font provenir les coliques et les douleurs de l'estomac de ce que cet organe est décroché. Il y a des gens leur donnant raison, il paraît, et allant à la moindre colique se faire raccrocher l'estomac. Les rhabilleurs joignent à ce *don* celui aussi réel de faire redescendre la matrice chez la femme et le *mâle* chez l'homme, lorsque ces parties montent au gosier des malades (ce sont eux qui le disent) et les étranglent.

Les bourreaux sont depuis long-temps et presque partout renommés comme rhabilleurs. Le brevet d'exécuteurs des hautes-œuvres leur donne tout de suite, leurs femmes et leurs filles y comprises, la qualité de guérisseurs. Le dernier bourreau de Lyon, Chrétien, avait une réputation *colossale;* on venait de vingt lieues à la ronde le consulter pour toute espèce de maladie et acheter de la graisse de Chrétien ou de chrétien (sans lettre majuscule). Cette véritable graisse humaine ou de supplicié, était de la graisse de porc colorié en jaune ou en vert; il est vrai qu'elle n'en était pas pour cela moins bonne. La vente de la graisse de porc, sous le nom de graisse humaine, est un commerce très-lucratif. J'en ai vu un petit pot de 20 à 25 grammes qui avait été vendu au malade 3 francs 75 centimes; elle coûte chez le charcutier 60 à 70 centimes le demi-kilogramme ; calculez un peu le bénéfice.

A la foi en l'action de la graisse des suppliciés comme remède contre les douleurs rhumatismales, il faut ajouter celle en l'efficacité des os des morts contre l'épilepsie. Les tribunaux ont condamné récemment à quelques jours de prison un pauvre homme qui, ayant escaladé la nuit les murs d'un cimetière, avait fouillé une ancienne tombe et en avait enlevé le crâne d'un squelette. Son fils était épileptique; les os du crâne, pulvérisés et bus dans de l'eau bénite, devaient le guérir.

Une lettre, trouvée dans les archives de la justice à Lyon et publiée en mars 1856 dans la *Revue du Lyonnais,* démontre que ces préjugés étaient autrefois très-répandus. Voici cette pièce, laquelle est datée du 13 septembre 1710 :

« M. le lieutenant criminel,

« Les administrateurs de la pharmacie de l'aumône générale de cette ville, vous remontrent qu'ils ont besoin dans la pharmacie de la Charité de plusieurs crânes de sujets décédés de mort violente pour s'en servir dans la composition de plusieurs remèdes très-nécessaires, entr'autres contre l'épilepsie dont plusieurs de cette maison sont atteints; c'est pourquoi ils recourent à vous, vous priant pour le bien des pauvres de permettre d'enlever dans la cave des pénitents les crânes des suppliciés qu'ils trouveront propres à la confection des dits remèdes, etc. »

Si ces croyances n'existent plus aujourd'hui que dans la partie la moins nombreuse et la plus ignorante de la population, combien d'autres préjugés anciens sont encore répandus. Parlerai-je de ces gens qui, au lieu de consulter un médecin et de prendre les médicaments ordonnés par lui, vont en pèlerinage à une chapelle dédiée à saint Clair, pour les maladies des yeux (pour y voir *clair*), à une chapelle sous le patronage de saint Pierre pour guérir de la *pierre* dans la vessie et des maladies des organes génito-urinaires, à l'église de saint Garado contre les douleurs rhumatismales du *dos* et des lombes, etc. (1). La religion chrétienne ne recommande pas ces pratiques superstitieuses.

Un chirurgien célèbre, Ambroise Paré, ayant guéri un roi d'Espagne qui avait reçu une blessure très-grave, répondit modestement à des courtisans qui lui faisaient des compliments à propos de cette cure difficile : « Je le pansai et Dieu l'a

(1) En Bresse, le mot convulsion se traduit vulgairement par conversion : quand des enfants ont des convulsions, soit, pour me servir du langage usité dans la localité, des *conversions*, on va à la chapelle de saint Paul, à raison de la conversion de ce saint (à Saint-Paul-de-Varax).

guéri. » Sans nul doute Dieu est la source de tout bien et par conséquent de toute guérison. Sa bonté providentielle a attaché à la prière une influence bienfaisante et pour l'âme et pour le corps. Adressons-lui donc nos prières, bien portants afin qu'il nous conserve la santé, malades afin qu'il nous la rende, mais en même temps abstenons-nous de provoquer les maladies par nos fautes contre la morale et l'hygiène; ayons soin, lorsque nous sommes souffrants, de recourir aux conseils d'un médecin et de les suivre exactement. « Honorez le médecin, dit l'Ecriture-Sainte, à cause de la nécessité, car c'est Dieu qui l'a créé (1).

(1) *Ecclésiastique*, chap. 38.

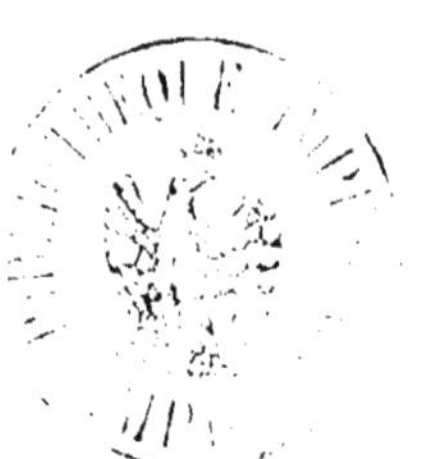

TABLE.

Pag.

Introduction 1

CHAPITRE PREMIER 4

Des charlatans d'autrefois et des charlatans d'aujourd'hui. — Désintéressement des charlatans; des consultations gratuites et de celles payables après guérison. — De la médecine chimique et des consultations par correspondance. — De la confiance à donner aux pharmacies s'intitulant maisons de confiance. — Un mot sur les annonces.

CHAPITRE II 10

Des remèdes nouveaux. — De l'Ervalenta, de la Revalenta, de l'Esaine, du Palamoud des Turcs, du Racahout sans odeur, de la Revalescière... et autres aliments brevetés.

CHAPITRE III 13

Des panacées ou des remèdes guérissant toute espèce de maladies. — Inconvénients de l'emploi, sans l'avis du médecin, de plusieurs remèdes brevetés ayant une efficacité réelle. — Inexactitude des prospectus.

CHAPITRE IV 18

Valeur des certificats attestant l'efficacité de certains remèdes brevetés. — Des effigies de médailles qui figurent sur les prospectus. — Abus auxquels donne lieu l'approbation accordée à quelques remèdes par l'Académie impériale de Médecine. — Des biscuits du docteur Olivier et autres remèdes dits dépuratifs ou régénérateurs du sang.

CHAPITRE V 26

Origine de la réputation des remèdes brevetés et secrets. — Du prix élevé de ces remèdes. — De la cherté apparente des pharmaciens. Encore un mot sur les annonces et les remèdes brevetés.

CHAPITRE VI 31

Des médecins nomades. — Manière ingénieuse de se parer des plumes du paon. — Le vol au cataplasme. — Comment se fait-il que des charlatans acquièrent de la renommée?

CHAPITRE VII 36

Des somnambules.

Pag.

CHAPITRE VIII 40

De la croyance aux sorciers et aux inspirés. — Un illuminé et les séances électro-aromatiques. — Des médecins jugeurs d'urines.

CHAPITRE IX 45

De la médecine dite de Raspail et des traités populaires de médecine.

CHAPITRE X 51

De l'homœopathie et des succès des homœopathes.

CHAPITRE XI 58

De l'abus des médicaments. — Des remèdes de précaution.

CHAPITRE XII 61

Inconvenients des remèdes populaires. — Aux dames charitables.

CHAPITRE XIII 70

De la répugnance des malades pour certaines médications ordonnées par le médecin, telles que la saignée, les cautères, le mercure, l'opium, l'abstinence des aliments, etc.

CHAPITRE XIV 75

Des rhabilleurs, rebouteurs et renoueurs. — De la graisse humaine ou de Chrétien. — De quelques pratiques superstitieuses.

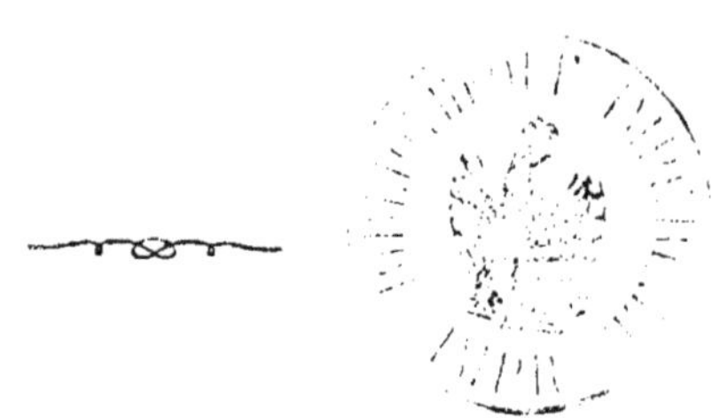

www.ingramcontent.com/pod-product-compliance
Ingram Content Group UK Ltd.
Pitfield, Milton Keynes, MK11 3LW, UK
UKHW021118260726
13994UKWH00002B/935

9 782329 386249